Flugangst überwinden

Endlich angstfrei fliegen – Schritt für Schritt
die Angst vor dem fliegen besiegen –
Mit praxiserprobten Methoden und Techniken
sofort Flugangst dauerhaft loswerden

JAN PETERS

Bibliografische Information der Deutschen Nationalbibliothek.

Die Deutsche Nationalbibliothek verzeichnet diese Publikation in der Deutschen Nationalbibliografie; detaillierte bibliografische Daten sind
im Internet über http://dnb.dnb.de abrufbar.

Für Fragen und Anregungen:
info@eulogiaverlag.de

ISBN Softcover: 978-3-96967-521-2
ISBN E-Book 978-3-96967-522-9

Originale Erstausgabe 2024

Eulogia Verlags GmbH
Gerhofstraße 1–3
20354 Hamburg

Satz und Layout: Tomasz Dębowski
Covergestaltung: Aleksandar Petrović

Flugangst überwinden

Endlich angstfrei fliegen – Schritt für Schritt
die Angst vor dem fliegen besiegen –
Mit praxiserprobten Methoden und Techniken
sofort Flugangst dauerhaft loswerden

EULOGIA
VERLAG

Inhaltsverzeichnis

VORWORT

Über die Faszination des Fliegens und die Angst davor

Fliegen ist eine der erstaunlichsten Errungenschaften der Menschheit. Die Vorstellung, in einem riesigen Metallvogel durch die Luft zu schweben, Meere und Kontinente in wenigen Stunden zu überqueren, war vor nicht allzu langer Zeit kaum vorstellbar. Heute ist es für viele Menschen alltäglich, eine Flugreise anzutreten, um neue Länder zu erkunden, Freunde oder Familie zu besuchen oder berufliche Termine auf der anderen Seite des Globus wahrzunehmen. Doch trotz all der Faszination, die das Fliegen umgibt, bleibt es für einige eine Quelle der Angst und Unsicherheit.

Für die einen ist der Moment, in dem das Flugzeug sanft in die Luft gleitet, einer der Höhepunkte einer Reise. Der Blick aus dem Fenster, die Wolken unter sich und die Unendlichkeit des Himmels – ein Gefühl von Freiheit und grenzenlosen Möglichkeiten. Für andere jedoch kann schon der Gedanke daran, in ein Flugzeug zu steigen, Panik auslösen. Die Kontrolle abzugeben, sich der Technik und der Crew anzuvertrauen, während man tausende Meter über dem Boden schwebt, ist für viele eine immense Herausforderung.

Diese Emotionen – die Mischung aus Staunen, Freiheit und Angst – sind eng miteinander verknüpft. Fliegen ermöglicht es uns, Entfernungen zu überwinden, die sonst unüberwindbar wären. Es eröffnet uns die Welt, macht ferne Orte erreichbar und lässt uns neue Kulturen und Landschaften entdecken. Doch diese Überwindung von

Entfernungen bringt auch das Unbekannte mit sich: Turbulenzen, ungewohnte Geräusche, das Verlassen des vertrauten Bodens – all das kann die Angst verstärken, sich in etwas Neues zu begeben, das man nicht vollständig kontrollieren kann.

Was oft übersehen wird, ist, dass Flugangst nicht unbedingt etwas mit der Flugsicherheit zu tun hat. Es ist keine Frage der Rationalität. Wir alle wissen, dass das Fliegen statistisch gesehen die sicherste Art des Reisens ist. Aber Ängste, besonders solche, die auf Kontrollverlust basieren, sind oft emotionaler Natur. Und es ist genau diese emotionale Ebene, auf der wir in diesem Buch ansetzen wollen. Wir möchten dir nicht nur zeigen, warum das Fliegen sicher ist, sondern auch, wie du deine Ängste Schritt für Schritt überwinden kannst.

Flugangst kann sich auf unterschiedliche Weise äußern. Für manche beginnt sie schon Tage oder Wochen vor dem geplanten Flug. Das Herz schlägt schneller, wenn man an den Flughafen denkt, und der Gedanke, ins Flugzeug zu steigen, sorgt für schlaflose Nächte. Für andere wiederum setzt die Angst erst beim Boarding ein – die enge Kabine, das Geräusch der Triebwerke, die fremde Umgebung verstärken das Gefühl, keine Kontrolle zu haben. Und dann gibt es jene, die während des Fluges von plötzlichen Panikattacken heimgesucht werden – sei es durch Turbulenzen oder andere ungewohnte Erlebnisse.

Es ist wichtig, diese Ängste nicht zu bagatellisieren. Flugangst ist real, und sie betrifft viele Menschen. Doch das Gute daran ist: Sie kann überwunden werden. Die Schlüssel dazu sind Wissen, Vorbereitung und der bewusste Umgang mit den eigenen Emotionen. Oft ist es das Unbekannte, das uns am meisten Angst macht. Deshalb möchten wir dir in diesem Buch zeigen, wie das Fliegen funktioniert, welche Sicherheitsmechanismen greifen und was du selbst tun kannst, um deine Angst zu bewältigen.

Viele Menschen, die einst starke Flugangst hatten, berichten davon, wie befreiend es war, diese Angst zu überwinden. Das Fliegen, das einst eine Quelle der Furcht war, wurde für sie zu einer Quelle der Freiheit. Denn wenn du lernst, die Kontrolle über deine Angst zurückzugewinnen, eröffnet sich dir eine ganz neue Welt. Eine Welt, in der du spontan reisen kannst, in der ferne Ziele greifbar und die schönsten Orte der Welt nur noch einen Flug entfernt sind.

In den folgenden Kapiteln wirst du nicht nur lernen, warum das Fliegen so sicher ist, sondern auch, wie du deine Ängste besser verstehst und sie Schritt für Schritt loslässt. Wir werden dir praktische Techniken an die Hand geben, mit denen du dich auf deinen nächsten Flug vorbereiten kannst – von der mentalen Vorbereitung bis hin zu einfachen Entspannungsübungen während des Fluges. Denn das Ziel dieses Buches ist es, dir das Fliegen nicht nur als eine sichere, sondern auch als eine angenehme und entspannte Erfahrung näherzubringen.

Fliegen ist ein unglaubliches Privileg. Es erlaubt uns, über den Wolken zu sein, die Erde von oben zu sehen, und es verbindet uns mit Menschen und Orten, die wir sonst nie erreichen könnten. Ja, das Fliegen kann beängstigend sein – aber es kann auch die Tür zu unvergesslichen Abenteuern und Erlebnissen öffnen.

Also, lehne dich zurück, schnalle dich an und lasse uns gemeinsam auf diese Reise gehen – nicht nur über Länder und Kontinente hinweg, sondern auch über die Barrieren deiner Angst. Denn am Ende dieser Reise wirst du hoffentlich nicht nur sicherer, sondern auch angstfrei und voller Vorfreude auf deinen nächsten Flug blicken können.

Herzlich willkommen an Bord – zu einer Reise, die mehr als nur ein Ziel hat: deine Freiheit in der Luft!

Was ist Flugangst?

Ursachen und psychologische Hintergründe

Flugangst, auch als Aviophobie bekannt, gehört zu den am weitesten verbreiteten Ängsten. Laut Schätzungen leiden bis zu 40 % der Menschen in unterschiedlicher Intensität unter dieser Angst, wobei die Reaktionen von leichter Nervosität bis hin zu schweren Panikattacken reichen können. Diese Angst kann Reisende daran hindern, an Familienfeiern teilzunehmen, berufliche Gelegenheiten wahrzunehmen oder die Welt zu erkunden. Doch was genau steckt hinter dieser Angst, und warum betrifft sie so viele Menschen?

Flugangst ist oft mehr als nur die Angst vor dem Fliegen selbst. Sie setzt sich aus mehreren Faktoren zusammen, die ineinandergreifen und die Angst verstärken. Einer der häufigsten Auslöser ist der **Kontrollverlust**. In einem Flugzeug sind wir als Passagiere vollständig auf die Fähigkeiten der Crew und die Technik des Flugzeugs angewiesen. Viele Menschen empfinden dies als bedrohlich, da sie es gewohnt sind, die Kontrolle über ihr eigenes Handeln zu behalten. Im Flugzeug jedoch müssen wir diese Kontrolle abgeben – und das ist eine Situation, die in unserem Alltag selten vorkommt.

Der Kontrollverlust im Flugzeug kann mit einem tiefen psychologischen Bedürfnis nach Sicherheit und Autonomie kollidieren. In unserem täglichen Leben treffen wir ständig Entscheidungen, die unsere Sicherheit direkt beeinflussen, wie etwa beim Autofahren oder beim Gehen über eine Straße. Im Flugzeug jedoch sind wir von anderen abhängig, ohne eine direkte Kontrolle ausüben zu können. Diese Abhängigkeit von der Technik und der Crew kann das Gefühl der Hilflosigkeit verstärken, insbesondere bei Menschen, die in anderen Lebensbereichen stark an Selbstbestimmung gewöhnt sind.

Ein weiterer Auslöser ist die **Höhenangst**. Für manche Menschen reicht allein der Gedanke, in mehreren tausend Metern Höhe zu sein, aus, um Unwohlsein oder sogar Panik auszulösen. Obwohl wir sicher im Inneren des Flugzeugs sitzen, kann das Bewusstsein für die enorme Höhe unser Gefühl der Sicherheit beeinträchtigen. Die Vorstellung, dass nur die dünne Hülle des Flugzeugs uns von der Außenwelt trennt, verstärkt diese Angst für viele Menschen. Dieses Unwohlsein entsteht oft aus der Unkenntnis der Mechanik des Fliegens und der Tatsache, dass wir normalerweise nicht mit solchen Höhen konfrontiert sind.

Auch **Klaustrophobie**, die Angst vor engen oder abgeschlossenen Räumen, kann bei vielen Menschen eine Rolle spielen. Die Kabine eines Flugzeugs ist ein begrenzter Raum, in dem man keine Möglichkeit hat, sich frei zu bewegen oder zu entkommen. Für Menschen, die dazu neigen, sich in beengten Situationen unwohl zu fühlen, kann dies das Gefühl der Bedrängnis oder des Eingesperrtseins verstärken. Dieses Unwohlsein, gepaart mit dem Bewusstsein, dass es keine unmittelbare Möglichkeit gibt, den Raum zu verlassen, kann die Flugangst zusätzlich anfachen.

Doch es sind nicht nur räumliche oder physische Faktoren, die Flugangst auslösen. Auch **erlernte Ängste** spielen eine bedeutende Rolle. Negative Berichte in den Medien, dramatische Filmszenen oder Geschichten von turbulenten Flügen, die wir von Freunden und Bekannten hören, können unser Bild vom Fliegen stark beeinflussen. Diese Eindrücke bleiben in unserem Gehirn haften und werden oft bei zukünftigen Flugsituationen abgerufen. Selbst wenn objektiv keine Gefahr besteht, sorgt unser Gehirn dafür, dass diese negativen Assoziationen immer wieder an die Oberfläche kommen. Diese erlernte Angst führt dazu, dass wir das Fliegen mit potenziellen Gefahren verknüpfen, auch wenn diese realistisch gesehen nicht existieren.

Ein weiterer Faktor, der Flugangst verstärkt, ist die **mediale Berichterstattung** über Flugunfälle. Obwohl Flugunfälle extrem selten sind, erzeugen sie oft Schlagzeilen und bleiben uns daher stark im Gedächtnis. Dies führt dazu, dass wir das Risiko des Fliegens überschätzen, während uns die unzähligen erfolgreichen und sicheren Flüge, die täglich stattfinden, kaum bewusst sind. Unser Gehirn neigt dazu, spektakuläre, negative Ereignisse stärker zu gewichten, was die irrationale Angst vor dem Fliegen weiter befeuert.

Stressreaktionen des Körpers spielen ebenfalls eine entscheidende Rolle bei der Flugangst. Sobald wir uns in einer als gefährlich empfundenen Situation befinden, setzt unser Körper Stresshormone wie Adrenalin frei. Diese natürlichen Reaktionen bereiten uns darauf vor, auf eine vermeintliche Gefahr zu reagieren – indem sie uns schneller atmen lassen, unser Herz schneller schlagen lassen und unsere Muskeln anspannen. In der Evolution waren diese Reaktionen wichtig, um uns in lebensbedrohlichen Situationen zu schützen. Doch im Kontext des Fliegens, wo objektiv keine unmittelbare Gefahr besteht, führen diese körperlichen Reaktionen zu einem Teufelskreis der Angst. Sobald der Körper auf „Alarmbereitschaft" schaltet, nimmt auch die mentale Angst zu, was wiederum die körperlichen Symptome verstärkt.

Diese **physiologischen Symptome** der Flugangst, wie Zittern, Schwitzen, flache Atmung oder Schwindel, sind typische Reaktionen auf das Gefühl der Bedrohung, das viele Menschen im Flugzeug erleben. Oft ist das Gefühl der Kontrolle über den eigenen Körper und die Umgebung in diesen Momenten verloren, was die Angst weiter anheizt. Diese körperlichen Reaktionen sind Teil des „Flucht-oder-Kampf"-Mechanismus, der uns in stressigen Situationen in Alarmbereitschaft versetzt. Doch da wir im Flugzeug keine Fluchtmöglichkeit haben, steigert sich die Panik häufig weiter, da der Körper nach einem Weg sucht, die vermeintliche Gefahr zu entkommen.

Es gibt auch **kognitive Verzerrungen**, die die Flugangst aufrechterhalten. Viele Menschen neigen dazu, katastrophale Gedanken zu entwickeln, sobald sie ein Flugzeug betreten. Sie stellen sich vor, dass das Flugzeug abstürzt, dass technische Probleme auftreten oder dass sie im schlimmsten Fall das Flugzeug nie wieder sicher verlassen werden. Diese negativen Gedankenmuster führen dazu, dass jede kleine Bewegung oder jedes ungewöhnliche Geräusch als Zeichen einer drohenden Gefahr interpretiert wird. In Wahrheit sind jedoch die meisten dieser Wahrnehmungen völlig harmlos und Teil des normalen Flugerlebnisses.

Ein weiterer wichtiger Aspekt der Flugangst ist die **fehlende Routine**. Anders als Autofahren oder Zugfahren, die für viele Menschen alltäglich sind, fliegen die meisten Menschen nur selten. Da das Fliegen also kein regelmäßiger Bestandteil unseres Lebens ist, fühlen wir uns weniger vertraut mit den Abläufen und den damit verbundenen Erfahrungen. Dies führt zu Unsicherheit, und Unsicherheit ist oft der Nährboden für Angst.

Die gute Nachricht ist jedoch, dass Flugangst überwunden werden kann. Indem wir die Ursachen verstehen und uns bewusst machen, wie der Körper und der Geist auf diese Situationen reagieren, können wir lernen, die Kontrolle über unsere Ängste zurückzugewinnen. Flugangst ist kein unüberwindbares Hindernis – sie kann durch gezielte Techniken und Strategien, die im Laufe dieses Buches vorgestellt werden, in den Griff bekommen werden.

Das Verständnis der **psychologischen und physiologischen Mechanismen** hinter der Flugangst ist der erste Schritt auf dem Weg zur Überwindung. Sobald wir die Muster erkennen, die unsere Angst aufrechterhalten, können wir beginnen, gezielt dagegen vorzugehen. Dieses Buch wird dir aufzeigen, wie du durch Wissen,

Selbstreflexion und Vorbereitung deine Ängste abbauen und das Fliegen wieder als positive, sichere und bereichernde Erfahrung wahrnehmen kannst. Mit der richtigen Unterstützung und einem offenen Geist ist es möglich, die Flugangst hinter sich zu lassen und die Freiheit des Fliegens zu genießen.

GRUND 1–10

Die Wissenschaft hinter dem Fliegen

Warum das Fliegen die sicherste Art zu reisen ist

1 Fliegen ist statistisch gesehen die sicherste Art der Fortbewegung

Statistisch betrachtet ist das Fliegen die sicherste Art zu reisen, weit vor dem Autofahren, Radfahren oder sogar dem Zugfahren. Jedes Jahr finden Millionen von Flügen statt, und die Anzahl schwerer Zwischenfälle ist extrem gering. Dies liegt an den strengen Sicherheitsvorkehrungen, den fortlaufenden Kontrollen der Flugzeuge und der akribischen Schulung der Crew. Die Wahrscheinlichkeit, in einen Flugunfall verwickelt zu sein, ist verschwindend gering, und das sollte uns Vertrauen geben.

2 Flugzeuge sind für alle Eventualitäten ausgelegt

Moderne Flugzeuge sind so konzipiert, dass sie eine Vielzahl von Situationen sicher bewältigen können. Sie werden in extremen Bedingungen getestet, bevor sie in Betrieb genommen werden, und sind für Wettersituationen, Turbulenzen und sogar technische Ausfälle bestens gewappnet. Sicherheitsmechanismen wie doppelte und dreifache Systeme sorgen dafür, dass selbst bei einem Fehler sofort eine Alternative zur Verfügung steht.

3 Sicherheitsprotokolle und regelmäßige Kontrollen garantieren höchste Standards

Flugzeuge durchlaufen strenge Wartungsprotokolle und Inspektionen, bevor sie überhaupt abheben dürfen. Es gibt keine andere Transportmethode, bei der derart intensive und regelmäßige Sicherheitsprüfungen durchgeführt werden. Dies bedeutet, dass jedes Flugzeug in Top-Zustand ist, wenn es den Flughafen verlässt.

4 Die Flugindustrie wird kontinuierlich überwacht

Fluggesellschaften und die Luftfahrtbehörden weltweit arbeiten eng zusammen, um die höchsten Sicherheitsstandards zu gewährleisten. Technologische Fortschritte und Erkenntnisse aus vergangenen Vorfällen fließen kontinuierlich in die Verbesserung von Sicherheitsprotokollen ein. Dies sorgt dafür, dass Fliegen jedes Jahr sicherer wird.

5 Moderne Technologien schützen uns vor Risiken

Die Luftfahrt profitiert von den modernsten Technologien, die im Verkehrswesen zur Verfügung stehen. Flugsicherungscomputer, moderne Navigationstechniken und Wetterradar sorgen dafür, dass Piloten über alle notwendigen Informationen verfügen, um sicher zu fliegen. Selbst komplexe Wetterbedingungen können frühzeitig erkannt und umflogen werden.

6 Gut ausgebildete Crews für maximale Sicherheit

Piloten und Flugbegleiter sind hoch qualifiziert und werden kontinuierlich geschult. Piloten durchlaufen intensive Flugausbildungen und regelmäßige Fortbildungen, die ihnen nicht nur die technische Bedienung eines Flugzeugs, sondern auch den Umgang mit unerwarteten Situationen beibringen. Diese ständige Weiterentwicklung sorgt dafür, dass die Crews bestens vorbereitet sind.

7 **Doppelte und dreifache Sicherheitsmechanismen**

Flugzeuge verfügen über redundante Systeme, das heißt, wichtige Funktionen wie die Elektronik, Hydraulik und Navigation sind mehrfach vorhanden. Selbst wenn eines dieser Systeme ausfällt, springt ein Ersatzsystem ein, sodass das Flugzeug sicher weiterfliegen kann.

8 **Wettervorhersagen und Anpassungen der Routen sorgen für zusätzliche Sicherheit**

Die meteorologischen Technologien ermöglichen es den Piloten, Wetterveränderungen frühzeitig zu erkennen. Flugrouten können so angepasst werden, dass gefährliche Wetterphänomene umflogen werden. Zudem sind die Flugzeuge so gebaut, dass sie selbst extreme Wetterbedingungen sicher überstehen.

9 **Turbulenzen sind normal und ungefährlich**

Viele Menschen haben Angst vor Turbulenzen, doch diese sind völlig normal und ungefährlich. Flugzeuge sind so gebaut, dass sie auch stärkere Luftbewegungen ohne Probleme aushalten. Turbulenzen entstehen meist durch Temperatur- oder Windunterschiede, die keinerlei Gefahr für die Stabilität des Flugzeugs darstellen.

10 **Die Physik des Fliegens ist eine bewährte Wissenschaft**

Das Prinzip des Fliegens beruht auf grundlegenden physikalischen Gesetzen, insbesondere dem Auftriebsprinzip. Das Zusammenspiel von Auftrieb, Schub und Widerstand sorgt dafür, dass ein Flugzeug stabil und sicher durch die Luft gleitet. Diese Prinzipien sind seit über 100 Jahren erforscht und werden stetig optimiert – ein klares Zeichen für die Zuverlässigkeit der Luftfahrt.

Physikalische Prinzipien, die das Fliegen möglich machen

Fliegen ist keine Magie – es basiert auf wissenschaftlich fundierten Prinzipien, die das Flugzeug in der Luft halten. Das wichtigste Prinzip ist der Auftrieb. Die spezielle Form der Flügel, das sogenannte Profil, sorgt dafür, dass die Luft über den Flügel schneller strömt als darunter. Dies erzeugt einen Druckunterschied, der das Flugzeug nach oben hebt. Dieser Auftrieb wird durch die Vorwärtsbewegung des Flugzeugs erzeugt, die wiederum durch die Triebwerke angetrieben wird.

Zusätzlich spielen die Kontrollelemente des Flugzeugs, wie Höhenruder, Seitenruder und Querruder, eine entscheidende Rolle bei der Stabilität und Steuerung in der Luft. Piloten nutzen diese, um das Flugzeug sicher zu lenken und auf Kurs zu halten. Trotz aller Technik bleibt die grundlegende Physik hinter dem Fliegen einfach, bewährt und sicher.

GRUND 11–20

Vertrauen in die Flugzeugtechnik

Mehrfache Sicherheitssysteme und ihre Bedeutung

11 Doppelte und dreifache Systeme für maximale Sicherheit

Flugzeuge sind so konzipiert, dass sie auch bei technischen Ausfällen sicher fliegen können. Fast alle kritischen Systeme im Flugzeug, von der Elektrik über die Hydraulik bis hin zur Navigation, sind mehrfach vorhanden. Diese Redundanz sorgt dafür, dass bei einem Ausfall eines Systems sofort ein Ersatzsystem einspringt, ohne dass die Sicherheit beeinträchtigt wird.

12 Moderne Avionik-Systeme

Flugzeuge sind mit hochentwickelten Avionik-Systemen ausgestattet, die die Steuerung und Navigation des Flugzeugs übernehmen. Diese Systeme arbeiten mit äußerster Präzision und sind darauf ausgelegt, auch bei widrigen Bedingungen zuverlässig zu funktionieren. Die Avionik ist so gebaut, dass sie Piloten unterstützt und ihnen hilft, das Flugzeug sicher zu fliegen.

13 Autopilot und automatische Systeme

Der Autopilot ist nicht nur ein Komfortfeature, sondern ein hochentwickeltes Sicherheitssystem. Er kann das Flugzeug in vielen Phasen des Fluges steuern, insbesondere auf langen

Streckenflügen. Moderne Flugzeuge können dank dieser Technologie fast selbstständig starten und landen. Der Autopilot sorgt dafür, dass das Flugzeug stabil fliegt, auch bei widrigen Wetterbedingungen oder in Notsituationen.

14 Sicherheitsvorkehrungen bei der Elektrik

Die Elektrik in einem Flugzeug ist extrem gut abgesichert. Wichtige elektronische Systeme sind durch Mehrfachverkabelungen und separate Stromkreisläufe abgesichert. Selbst wenn ein Stromkreis ausfällt, übernimmt ein anderer nahtlos. Dies sorgt dafür, dass die wichtigsten Funktionen des Flugzeugs immer gewährleistet sind.

15 Hydrauliksysteme: Starke Helfer in der Steuerung

Die Steuerung eines Flugzeugs erfolgt durch ausgeklügelte Hydrauliksysteme, die es dem Piloten ermöglichen, das Flugzeug präzise zu manövrieren. Diese Systeme sind ebenfalls redundant angelegt, sodass selbst bei einem Ausfall eines Teils der Hydraulik das Flugzeug weiterhin vollständig kontrollierbar bleibt.

16 Druckkabinen und Sauerstoffsysteme

Die Druckkabine ist ein zentrales Element für den Komfort und die Sicherheit der Passagiere. Flugzeuge sind so konstruiert, dass sie auch in großen Höhen, wo die Luft dünner ist, die Kabine mit einem angenehmen Luftdruck versorgen. Zusätzlich gibt es Notfallsysteme wie Sauerstoffmasken, die bei einem Druckverlust automatisch auslösen und für ausreichend Sauerstoff sorgen.

17 Feuerprävention und Notfalllösungen

Feuer ist ein seltenes, aber extrem ernstes Problem in einem Flugzeug. Deshalb sind Flugzeuge mit hocheffektiven

Feuerlöschsystemen ausgestattet, die automatisch reagieren können. Zusätzlich sind die Materialien im Inneren des Flugzeugs feuerhemmend, und es gibt strikte Vorschriften, um die Entstehung von Bränden zu verhindern.

18 Flugzeugreifen: Ausgelegt für extreme Belastungen

Die Reifen eines Flugzeugs müssen enormen Belastungen standhalten, besonders bei Start und Landung. Sie sind so konstruiert, dass sie Temperaturen, hohem Druck und extremen Reibungskräften standhalten können. Auch hier gibt es Sicherheitsvorkehrungen: Selbst wenn ein Reifen beschädigt wird, kann das Flugzeug sicher landen.

19 Energieversorgung durch Triebwerke und Generatoren

Die Triebwerke eines Flugzeugs sind nicht nur für den Schub verantwortlich, sondern auch für die Stromversorgung. Flugzeuge sind mit zusätzlichen Generatoren ausgestattet, die im Falle eines Triebwerksausfalls weiterhin für die nötige Energie sorgen. So bleiben alle wichtigen Systeme, wie Beleuchtung, Instrumente und die Hydraulik, in Betrieb.

20 Hochentwickelte Notfallverfahren für jeden Fall

Flugzeuge und ihre Systeme sind so gebaut, dass sie in allen erdenklichen Notfällen sicher operieren können. Es gibt für jedes mögliche Szenario detaillierte Notfallpläne, die Piloten und Crew regelmäßig trainieren. Das Ziel dieser Verfahren ist es, selbst in extremen Fällen die Sicherheit der Passagiere zu gewährleisten.

Wartung und Instandhaltung: Was hinter den Kulissen passiert

Die Sicherheit eines Flugzeugs hängt nicht nur von der Technik ab, sondern auch von der regelmäßigen Wartung und Inspektion. Flugzeuge werden strengen Wartungsplänen unterzogen, die von internationalen Luftfahrtbehörden festgelegt werden.

21 Regelmäßige Inspektionen vor jedem Flug

Vor jedem Flug wird das Flugzeug gründlich überprüft. Techniker inspizieren die wichtigsten Systeme und Komponenten, um sicherzustellen, dass alles einwandfrei funktioniert. Diese Checks sind extrem detailliert und helfen, potenzielle Probleme frühzeitig zu erkennen.

22 Geplante Wartungszyklen für langfristige Sicherheit

Flugzeuge haben festgelegte Wartungsintervalle, die je nach Betriebsstunden, Flugzyklen oder Zeit durchgeführt werden. Diese Wartungen beinhalten alles von der Überprüfung der Triebwerke bis hin zu Tests der Hydrauliksysteme. Flugzeuge dürfen nur dann fliegen, wenn sie alle Wartungsvorschriften erfüllen.

23 Spezialisierte Techniker und Ingenieure

Die Techniker, die Flugzeuge warten, sind hochqualifizierte Fachkräfte, die eine spezielle Ausbildung durchlaufen haben. Sie kennen jedes Detail der Flugzeugtechnik und führen Reparaturen und Inspektionen mit höchster Präzision durch. Ihre Arbeit sorgt dafür, dass jedes Flugzeug in optimalem Zustand ist.

24 Ersatz von Teilen und regelmäßige Updates

Auch Flugzeugteile haben eine Lebensdauer. Bestimmte Komponenten müssen nach einer gewissen Zeit oder Anzahl von Flügen ausgetauscht werden, selbst wenn sie noch einwandfrei funktionieren. Diese präventive Instandhaltung garantiert, dass immer die neuesten und sichersten Teile verwendet werden.

25 **Prüfung der Triebwerke: Sicherheit durch Tests**

Die Triebwerke eines Flugzeugs sind eines der wichtigsten Systeme und werden regelmäßig getestet. Dies geschieht sowohl während des normalen Betriebs als auch in speziellen Tests, die sicherstellen, dass die Triebwerke selbst unter extremen Bedingungen einwandfrei funktionieren.

26 **Computerbasierte Diagnosesysteme**

Moderne Flugzeuge sind mit Diagnosesystemen ausgestattet, die kontinuierlich Daten über den Zustand des Flugzeugs sammeln. Diese Systeme geben den Technikern Einblicke in den Zustand der wichtigsten Komponenten und ermöglichen es ihnen, frühzeitig auf mögliche Probleme zu reagieren, bevor sie zu einem Risiko werden.

27 **Regelmäßige Überprüfungen durch die Luftfahrtbehörden**

Fluggesellschaften und Wartungsbetriebe werden regelmäßig von unabhängigen Luftfahrtbehörden überprüft, um sicherzustellen, dass alle Wartungsarbeiten den internationalen Standards entsprechen. Diese Kontrollen sind ein weiterer Garant dafür, dass die höchsten Sicherheitsstandards eingehalten werden.

Mit all diesen Maßnahmen im Hintergrund kannst du sicher sein, dass jedes Flugzeug, das du betrittst, in einem perfekten technischen Zustand ist.

GRUND 21–30

Die Ausbildung von Piloten und Crew

Was macht einen Piloten aus?

21 Intensive Ausbildung und langjährige Erfahrung

Ein Pilot zu werden, erfordert eine jahrelange Ausbildung. Es beginnt mit einer theoretischen Schulung, in der die physikalischen Grundlagen des Fliegens, die Flugzeugtechnik und die Navigation gelehrt werden. Darauf folgt die praktische Flugausbildung, bei der angehende Piloten hunderte Stunden im Cockpit verbringen, um unter Anleitung zu lernen, ein Flugzeug sicher zu fliegen und auf alle Eventualitäten vorbereitet zu sein.

22 Strenge Gesundheitsprüfungen und regelmäßige Tests

Piloten unterliegen strengen medizinischen Vorschriften. Sie müssen regelmäßig ärztliche Untersuchungen absolvieren, um sicherzustellen, dass sie gesundheitlich in der Lage sind, ein Flugzeug zu fliegen. Dazu gehören Sehtests, Hörtests und kardiologische Untersuchungen. Selbst die kleinsten gesundheitlichen Probleme können dazu führen, dass ein Pilot vorübergehend nicht fliegen darf.

23 Ständiges Training und Fortbildung

Piloten lernen nie aus. Selbst nachdem sie ihre Fluglizenz erhalten haben, müssen sie regelmäßig an Schulungen und

Fortbildungen teilnehmen. Dies schließt auch Simulator-Trainingseinheiten ein, bei denen Notfälle wie Triebwerksausfälle, schwere Turbulenzen oder medizinische Notfälle geübt werden. So sind Piloten immer auf dem neuesten Stand der Technik und können auch in Extremsituationen souverän handeln.

24 Flugerfahrung in verschiedenen Wetterbedingungen

Ein Pilot muss in der Lage sein, unter unterschiedlichsten Wetterbedingungen zu fliegen, sei es bei klarem Himmel oder in dichten Wolken, bei starkem Regen oder sogar Schnee. Deshalb durchlaufen Piloten spezielles Training für das Fliegen bei extremen Wetterlagen, um auch bei widrigen Umständen sicher zu agieren.

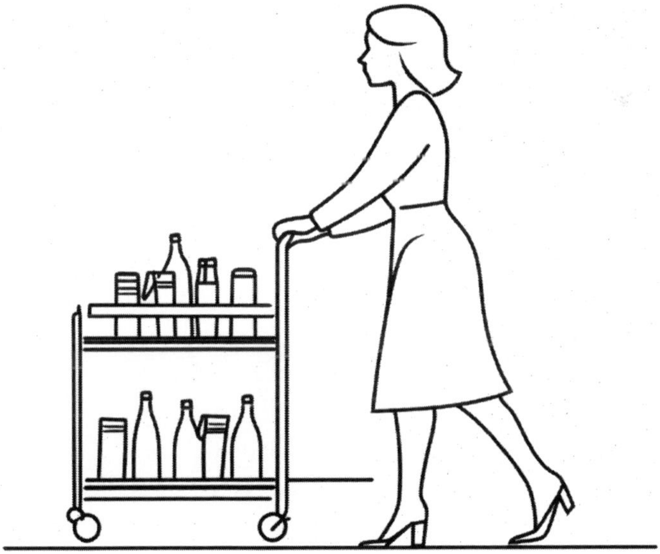

25 Kommunikation und Entscheidungsfindung unter Druck

Piloten sind nicht nur Experten in der Flugzeugführung, sondern auch in der Kommunikation und Entscheidungsfindung. Im Cockpit ist Teamarbeit zwischen dem Kapitän und dem Co-Piloten entscheidend. Beide müssen jederzeit in der Lage sein, klare Entscheidungen zu treffen, auch unter Druck. Sie sind trainiert, ruhig und rational zu bleiben, selbst in stressigen Situationen.

26 Regelmäßige psychologische Schulungen

Neben der körperlichen Gesundheit ist auch die psychische Verfassung eines Piloten von größter Bedeutung. Piloten nehmen an psychologischen Schulungen teil, um in stressigen Situationen ruhig und fokussiert zu bleiben. Diese Schulungen helfen ihnen, mit der enormen Verantwortung, die sie tragen, umzugehen und stets das Wohl der Passagiere im Blick zu behalten.

27 Verantwortung und Sicherheitsbewusstsein

Piloten tragen eine enorme Verantwortung für das Leben von hunderten Passagieren. Dieses Bewusstsein prägt ihre tägliche Arbeit. Jede Entscheidung, die sie treffen, basiert auf umfangreichem Wissen, langjähriger Erfahrung und einem ausgeprägten Sicherheitsbewusstsein. Sie sind darauf trainiert, im Zweifelsfall immer die sicherste Option zu wählen, auch wenn dies bedeutet, einen Flug zu verschieben oder eine andere Route zu wählen.

28 Simulatoren und praktische Notfallübungen

Moderne Flugsimulatoren bieten Piloten die Möglichkeit, nahezu jede denkbare Situation realitätsnah zu üben. In diesen Simulatoren trainieren sie regelmäßig den Umgang mit Notfällen, die sie im realen Flugbetrieb nur selten erleben, wie etwa Triebwerksausfälle, Rauchentwicklung im Cockpit oder extreme Wetterphänomene. Diese Übungseinheiten bereiten Piloten optimal auf den Ernstfall vor.

Die strengen Trainingsprogramme für Flugbegleiter

29 Intensive Ausbildung für Flugbegleiter

Auch Flugbegleiter durchlaufen ein anspruchsvolles Ausbildungsprogramm, bevor sie an Bord eines Flugzeugs arbeiten dürfen. Ihre Ausbildung geht weit über das Servieren von Speisen und Getränken hinaus. Sie müssen umfangreiche Kenntnisse über Sicherheitsprotokolle, Notfallmaßnahmen und Erste Hilfe erwerben. Flugbegleiter werden darauf vorbereitet, in jeder erdenklichen Situation Ruhe zu bewahren und die Sicherheit der Passagiere zu gewährleisten.

30 Sicherheits- und Evakuierungstraining

Ein zentraler Bestandteil der Ausbildung von Flugbegleitern ist das Sicherheitstraining. Sie lernen, wie man in Notfallsituationen handelt, sei es bei einem medizinischen Notfall oder im Falle einer Evakuierung. Dazu gehört auch das richtige Verhalten bei einem Druckabfall in der Kabine, das Anlegen von Sauerstoffmasken oder der Einsatz von Rettungsrutschen bei einer Notlandung.

31 Medizinische Notfälle und Erste-Hilfe-Kenntnisse

Flugbegleiter sind darauf trainiert, in medizinischen Notfällen schnell und kompetent zu handeln. Sie erhalten Schulungen in Erster Hilfe, Herz-Lungen-Wiederbelebung (CPR) und im Umgang mit Defibrillatoren. Sollte ein Passagier gesundheitliche Probleme haben, sind sie die erste Anlaufstelle und können in vielen Fällen lebensrettende Maßnahmen einleiten, bis professionelle Hilfe zur Verfügung steht.

32 **Ruhiges Auftreten und Kommunikation im Ernstfall**

Im Falle eines Notfalls ist es entscheidend, dass die Crew die Passagiere beruhigt und klare Anweisungen gibt. Flugbegleiter lernen, in Extremsituationen ruhig zu bleiben und mit den Passagieren effektiv zu kommunizieren, um Panik zu verhindern und sicherzustellen, dass alle Anweisungen befolgt werden.

33 **Regelmäßige Notfallübungen**

Flugbegleiter trainieren regelmäßig verschiedene Notfallszenarien, um im Ernstfall schnell und sicher zu reagieren. Diese Übungen beinhalten Evakuierungssimulationen, Feuerbekämpfung an Bord und den Umgang mit unruhigen oder aggressiven Passagieren. Diese praxisnahen Übungen sorgen dafür, dass die Flugbegleiter in jeder Situation handlungsfähig bleiben.

34 **Permanente Weiterbildung und Trainingsauffrischungen**

Auch nach der Grundausbildung nehmen Flugbegleiter regelmäßig an Schulungen teil, um ihre Kenntnisse aufzufrischen. Neue Sicherheitsprotokolle, veränderte Vorschriften oder modernisierte Ausrüstung erfordern ständige Weiterbildung. Dies stellt sicher, dass sie immer auf dem neuesten Stand der Sicherheitsstandards arbeiten.

Durch die rigorose Ausbildung und ständige Weiterqualifikation sind sowohl Piloten als auch Flugbegleiter bestens darauf vorbereitet, jede Situation an Bord sicher zu meistern. Dieses fundierte Wissen und die umfassende Schulung sind ein wichtiger Grund, warum Passagiere ohne Angst fliegen können.

GRUND 31–40

Turbulenzen und Wetterphänomene

Warum Turbulenzen harmlos sind

31 Turbulenzen sind ein natürlicher Teil des Fliegens

Turbulenzen entstehen durch Luftströmungen und Temperaturschwankungen, die das Flugzeug leicht durchrütteln können. Sie sind in der Regel harmlos und treten regelmäßig auf. Für die Passagiere mag das unangenehm sein, doch für das Flugzeug und die Crew sind sie ein völlig normaler Bestandteil des Fliegens.

32 Moderne Flugzeuge sind für Turbulenzen ausgelegt

Flugzeuge werden so konstruiert, dass sie problemlos auch durch starke Turbulenzen fliegen können. Die Struktur der Maschinen ist extrem belastbar und in der Lage, die Ruckbewegungen ohne Schaden aufzunehmen. Selbst Turbulenzen, die sich für Passagiere stark anfühlen, haben auf die Sicherheit des Flugzeugs keinen Einfluss.

33 Piloten können Turbulenzen vorausschauend umfliegen

Dank moderner Technologie und Wettersysteme können Piloten Turbulenzen oft im Voraus erkennen. Sie passen die Flughöhe oder Route an, um das Schlimmste zu vermeiden. Zudem sind Fluglotsen ständig in Kontakt mit den Piloten, um Informationen über Turbulenzen weiterzugeben, sodass diese umflogen werden können.

34 Der Sicherheitsgurt schützt vor unangenehmen Überraschungen

Der wichtigste Schutz während Turbulenzen ist der Sicherheitsgurt. Indem man ihn angelegt lässt, auch wenn es ruhig ist, ist man bestens auf plötzliche Bewegungen vorbereitet. Flugzeuge sind mit klaren Signalen ausgestattet, die den Passagieren zeigen, wann es sicher ist, sich zu bewegen und wann es ratsam ist, sitzen zu bleiben.

35 Clear Air Turbulence: Unvorhersehbare, aber ungefährliche Turbulenzen

Clear Air Turbulence (CAT) tritt in Regionen ohne sichtbare Wolken oder Wetterphänomene auf und kann daher schwer vorhergesagt werden. Diese Art von Turbulenzen ist für die Passagiere meist überraschend, stellt jedoch keine Gefahr für das Flugzeug dar. Moderne Flugzeuge sind auch auf diese unvorhergesehenen Erschütterungen vorbereitet.

36 Vertikale und horizontale Luftströmungen: Kein Grund zur Sorge

Turbulenzen entstehen oft durch vertikale oder horizontale Luftströmungen, etwa wenn ein Flugzeug in unterschiedliche Luftschichten eintritt. Diese Veränderungen der Luftdichte verursachen Ruckbewegungen, die für die Struktur des Flugzeugs jedoch unproblematisch sind. Flugzeuge sind so konstruiert, dass sie auch durch starke Luftströmungen sicher navigieren.

37 Turbulenzen sind für den Piloten ein normales Phänomen

Piloten erleben Turbulenzen regelmäßig und wissen genau, wie sie mit ihnen umgehen müssen. Sie behalten stets die Kontrolle über das Flugzeug, auch wenn es für die Passagiere nicht immer so erscheint. In der Ausbildung lernen Piloten,

Turbulenzen einzuschätzen und ihre Flugroute entsprechend anzupassen.

38 **Sicherheit durch kontinuierliche Überwachung | der Wetterbedingungen**

Wetter- und Luftphänomene werden während eines Fluges kontinuierlich überwacht. Sowohl die Piloten als auch die Fluglotsen haben Zugriff auf aktuelle Wetterdaten, die es ihnen ermöglichen, auf plötzlich auftretende Turbulenzen zu reagieren. Diese enge Zusammenarbeit und die fortschrittliche Technologie tragen dazu bei, dass Piloten stets bestens informiert sind.

Wetter- und Luftphänomene, die keine Gefahr darstellen

39 **Gewitter und Blitze: Flugzeuge sind geschützt**

Viele Menschen haben Angst vor Gewittern, insbesondere wenn sie Blitze am Himmel sehen. Moderne Flugzeuge sind jedoch so gebaut, dass Blitzeinschläge keine Gefahr darstellen. Das Flugzeug fungiert als ein Faraday'scher Käfig, der den Blitz um die Außenseite des Flugzeugs herumleitet, ohne dass das Innere oder die Passagiere Schaden nehmen.

40 **Wind und Seitenwind bei Start und Landung**

Start und Landung sind sensible Phasen eines Fluges, und Wind kann hier eine Rolle spielen. Piloten sind jedoch darauf geschult, mit Seitenwind und anderen Windphänomenen umzugehen. Moderne Flugzeuge verfügen zudem über Technologien, die es ermöglichen, auch bei starkem Wind sicher zu landen. Flughäfen haben strenge Richtlinien für Landungen bei extremen Wetterbedingungen, und Piloten treffen immer die sicherste Entscheidung.

Durch das Verständnis, wie Turbulenzen und Wetterphänomene funktionieren und wie Flugzeuge damit umgehen, können Passagiere ihre Ängste besser einordnen. Wetterbedingte Unregelmäßigkeiten sind ein normaler Teil des Fliegens und bedeuten in den allermeisten Fällen keine Gefahr für die Sicherheit.

Warum Fliegen heute sicherer ist als je zuvor

Die Geschichte der Luftfahrt ist eine faszinierende Reise, die uns von den frühen Versuchen der Menschheit, den Himmel zu erobern, bis hin zur hochentwickelten, sicheren Luftfahrt von heute führt. Was einst als unmöglich galt, wurde durch Visionäre, Ingenieure und Piloten möglich gemacht. Doch was oft übersehen wird, ist, wie entscheidend diese Entwicklungen für die heutige Flugsicherheit waren. Dieses Kapitel wirft einen Blick auf die Meilensteine der Luftfahrtgeschichte und zeigt, wie diese zur heutigen Sicherheit des Fliegens beigetragen haben.

Die ersten Flüge: Der Traum vom Fliegen wird Wirklichkeit

Am Anfang stand der Traum, wie die Vögel in die Luft aufzusteigen. Bereits im 15. Jahrhundert machte Leonardo da Vinci Skizzen von Flugmaschinen, doch es dauerte bis ins Jahr 1903, bis die Gebrüder Wright den ersten erfolgreichen motorisierten Flug durchführten. Ihr Flugzeug „Flyer I" hob für nur 12 Sekunden ab, aber es war ein historischer Moment. Dies war der Startschuss für die Entwicklung der modernen Luftfahrt. Doch die Flugsicherheit war damals noch ein großes Problem, und Abstürze waren häufig.

In den ersten Jahrzehnten des Fliegens stand die Technologie noch am Anfang. Flugzeuge waren einfache Konstruktionen aus Holz und Segeltuch, angetrieben von schwachen Motoren. Die Flugnavigation war rudimentär, und es gab nur wenige Sicherheitsvorkehrungen.

Dennoch legten diese frühen Pioniere den Grundstein für die gewaltigen Fortschritte, die später folgen sollten.

Der Fortschritt der Technik: Vom Holzflieger zum Düsenjet

Die Luftfahrttechnologie entwickelte sich rasant. Mit dem Ersten Weltkrieg kam der erste große Sprung: Flugzeuge wurden robuster, schneller und leistungsfähiger. Doch erst nach dem Zweiten Weltkrieg erlebte die zivile Luftfahrt ihren großen Aufschwung. Die Einführung von Düsenflugzeugen in den 1950er Jahren revolutionierte das Reisen. Flugzeuge wie die Boeing 707 machten es möglich, lange Strecken schnell und komfortabel zu überwinden.

Mit der Verbesserung der Technologie stiegen auch die Sicherheitsstandards. Die Flugzeuge wurden stabiler, die Triebwerke zuverlässiger, und die Cockpits erhielten immer bessere Instrumente zur Navigation und Kontrolle. Flugzeuge wurden immer sicherer, und die Wahrscheinlichkeit eines Absturzes sank drastisch.

Ein wesentlicher Faktor war auch die Einführung von strengen Wartungsvorschriften. Flugzeuge durchlaufen seit den 1960er Jahren regelmäßige Inspektionen und Wartungen, die sicherstellen, dass jedes Bauteil in einwandfreiem Zustand ist. Technische Ausfälle wurden durch diese strikten Wartungspläne immer seltener.

Die Einführung internationaler Sicherheitsstandards

In den 1940er Jahren wurde mit der Gründung der Internationalen Zivilluftfahrt-Organisation (ICAO) ein globaler Schritt zur Standardisierung der Flugsicherheit getan. Die ICAO setzte weltweit einheitliche Sicherheitsstandards, die bis heute maßgeblich für die Sicherheit im Flugverkehr sind. Diese Organisation überwacht, dass alle Länder und Fluggesellschaften die höchsten Sicherheitsstandards einhalten.

Auch in den 1970er Jahren wurden wichtige Fortschritte gemacht. Die Einführung von Cockpit Voice Recordern (CVR) und Flugdatenschreibern (FDR), bekannt als „Black Boxes“, ermöglichte eine bessere Untersuchung von Flugunfällen. Diese Technologie lieferte wertvolle Daten zur Ursachenforschung bei Unfällen und half, Sicherheitsmaßnahmen zu verbessern. Dadurch konnten viele künftige Unfälle verhindert werden.

Die Modernisierung der Luftfahrt: Elektronik und Automation

In den 1980er und 1990er Jahren setzte sich der Trend zur Automatisierung der Flugzeuge fort. Die Einführung von computergestützten Flugsystemen und Autopiloten machte das Fliegen nicht nur komfortabler, sondern auch sicherer. Piloten erhielten Unterstützung durch hochentwickelte Instrumente, die Wetterbedingungen, Flugrouten und die Funktionalität des Flugzeugs überwachten. Diese Systeme halfen, menschliche Fehler zu minimieren und das Flugzeug auch in schwierigen Situationen sicher zu steuern.

Heute sind moderne Flugzeuge wie der Airbus A350 oder die Boeing 787 mit einer Vielzahl von Sicherheits- und Kontrollsystemen ausgestattet, die nicht nur das Flugverhalten überwachen, sondern auch im Notfall automatisch eingreifen können. Diese Systeme sind in der Lage, Turbulenzen zu erkennen, technische Ausfälle zu melden und den Piloten zu unterstützen, wenn es erforderlich ist.

Schulungen und Ausbildung: Die Rolle des Menschen in der Sicherheit

Obwohl die Technik eine entscheidende Rolle spielt, sind gut ausgebildete Piloten und Flugbegleiter nach wie vor das Herzstück der Flugsicherheit. Die Schulungen und Trainingsprogramme für

Piloten sind heute intensiver denn je. Sie müssen regelmäßig an Flugsimulatoren trainieren und Notfallsituationen üben. Diese Simulatoren bieten realitätsnahe Szenarien, die den Piloten helfen, auf extreme Situationen vorbereitet zu sein.

Auch die Crew an Bord wird kontinuierlich in Sicherheitsprotokollen und Notfallmaßnahmen geschult. Jeder Flugbegleiter durchläuft umfassende Erste-Hilfe-Schulungen und lernt, wie man in medizinischen Notfällen reagiert. Diese menschliche Komponente trägt maßgeblich dazu bei, dass Fliegen heute sicherer ist als je zuvor.

Moderne Flugzeugdesigns: Maximale Sicherheit

Die heutigen Flugzeuge sind so konstruiert, dass sie selbst unter extremen Bedingungen sicher fliegen können. Flugzeuge haben oft doppelte oder dreifache Sicherungssysteme für kritische Komponenten. Triebwerke, Hydrauliksysteme und elektrische Systeme sind redundant ausgelegt, sodass selbst bei einem Ausfall immer ein Ersatzsystem einspringen kann.

Flugzeuge werden außerdem in intensiven Tests auf ihre Belastbarkeit geprüft. Hersteller simulieren extreme Bedingungen, um sicherzustellen, dass die Maschinen auch bei schlechtem Wetter, starkem Wind oder nach Blitzschlägen sicher funktionieren.

Die Rolle der Luftverkehrskontrolle: Koordination und Prävention

Neben den technischen Fortschritten und den strengen Sicherheitsstandards spielt die Luftverkehrskontrolle eine zentrale Rolle für die Sicherheit im Flugverkehr. Fluglotsen überwachen den Flugverkehr in Echtzeit und stellen sicher, dass Flugzeuge sichere Abstände zueinander einhalten. Moderne Radarsysteme und Satellitentechnologie ermöglichen eine lückenlose Überwachung des Luftraums, wodurch Kollisionen und Zwischenfälle vermieden werden können.

Fluglotsen stehen in ständigem Kontakt mit den Piloten und informieren sie über Wetteränderungen, andere Flugzeuge in der Nähe oder Unregelmäßigkeiten auf der geplanten Flugroute. Dieser enge Austausch zwischen Cockpit und Kontrollturm sorgt dafür, dass mögliche Risiken frühzeitig erkannt und vermieden werden.

Fazit: Warum Fliegen heute sicherer ist als je zuvor

Die Luftfahrt hat seit den ersten Flügen der Gebrüder Wright einen langen Weg zurückgelegt. Was einst ein riskantes Abenteuer war, ist heute die sicherste Art zu reisen. Dank technologischer Innovationen, strenger internationaler Standards, umfassender Schulungen und moderner Flugzeugdesigns ist Fliegen heute sicherer als je zuvor. Flugzeuge sind mit modernster Technologie ausgestattet, die Risiken minimiert und die Sicherheit maximiert.

Durch die kontinuierliche Verbesserung der Technik, die Weiterentwicklung der Ausbildung von Piloten und Crews sowie den Einsatz modernster Kontrollsysteme können Passagiere heute mit einem hohen Maß an Vertrauen in ein Flugzeug steigen. Fliegen ist nicht nur eine Möglichkeit, die Welt zu entdecken, sondern auch ein Beispiel dafür, wie Mensch und Technologie zusammenarbeiten, um höchste Sicherheitsstandards zu gewährleisten.

TECHNISCHE INNOVATIONEN

Die Zukunft des Fliegens

Die Luftfahrt hat in den letzten Jahrzehnten enorme Fortschritte gemacht, und die Entwicklung neuer Technologien nimmt weiter Fahrt auf. Während das Fliegen heute bereits als die sicherste Art des Reisens gilt, stehen weitere technologische Innovationen bereit, die das Fliegen in Zukunft noch sicherer, effizienter und umweltfreundlicher machen werden. In diesem Kapitel werfen wir einen Blick auf die aktuellen und zukünftigen Entwicklungen in der Luftfahrt - von elektrischen Flugzeugen bis hin zu autonomen Systemen - und zeigen, wie diese Innovationen die Zukunft des Fliegens gestalten werden.

Elektrische Flugzeuge: Die Zukunft der umweltfreundlichen Luftfahrt

Eine der größten Herausforderungen der heutigen Luftfahrt ist der CO2-Ausstoß, den herkömmliche Flugzeuge verursachen. Der Druck auf die Industrie, umweltfreundlichere Alternativen zu entwickeln, ist groß, und eine der vielversprechendsten Technologien in diesem Bereich sind elektrische Flugzeuge.

Elektrische Antriebe könnten in den kommenden Jahren die Art und Weise, wie wir fliegen, grundlegend verändern. Sie haben das Potenzial, Flugreisen erheblich umweltfreundlicher zu machen, indem sie die Abhängigkeit von fossilen Brennstoffen reduzieren.

Unternehmen wie Airbus und Boeing sowie Start-ups wie Eviation arbeiten bereits an Prototypen von Elektroflugzeugen, die auf Kurzstrecken eingesetzt werden können. Diese Flugzeuge werden von Elektromotoren angetrieben, die Batterien oder Wasserstoff-Brennstoffzellen nutzen, um Strom zu erzeugen. Dadurch würden die CO_2-Emissionen auf nahezu null reduziert.

Elektroflugzeuge bieten jedoch nicht nur ökologische Vorteile. Sie könnten auch die Kosten für den Flugverkehr senken, da elektrische Antriebe effizienter und wartungsärmer sind als herkömmliche Triebwerke. Obwohl die Technologie noch in den Kinderschuhen steckt, könnte die Elektrifizierung der Luftfahrt in den nächsten Jahrzehnten eine Schlüsselrolle in der Reduzierung des ökologischen Fußabdrucks der Branche spielen.

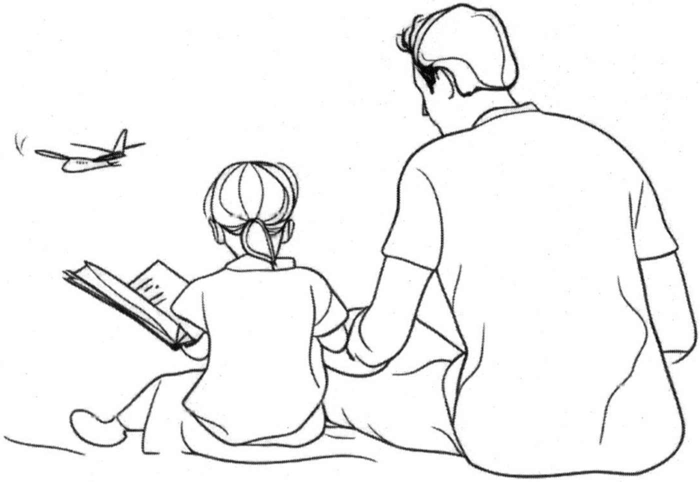

Autonomes Fliegen: Die nächste Revolution im Cockpit

Eine der faszinierendsten Entwicklungen in der Luftfahrt ist das autonome Fliegen. Während Flugzeuge heute bereits mit hochentwickelten Autopilot-Systemen ausgestattet sind, die den Großteil eines Fluges steuern, wird derzeit an vollständig autonomen Flugzeugen gearbeitet. Diese Flugzeuge könnten in der Zukunft ohne menschliche Piloten auskommen, wobei künstliche Intelligenz und fortschrittliche Sensorsysteme die Steuerung übernehmen.

Autonome Flugzeuge nutzen eine Kombination aus Radar, Lidar, Kameras und fortschrittlicher Software, um ihre Umgebung in Echtzeit zu analysieren und auf Veränderungen zu reagieren. Diese Technologien könnten Flugzeuge noch sicherer machen, da sie in der Lage sind, menschliche Fehler zu minimieren, die heute eine der Hauptursachen für Flugunfälle sind. Maschinen können schneller auf unerwartete Situationen reagieren, Daten aus mehreren Quellen gleichzeitig verarbeiten und im Notfall Entscheidungen treffen, die für Menschen schwer umsetzbar wären.

Obwohl der Gedanke an ein pilotloses Flugzeug für viele Passagiere noch beunruhigend ist, könnten autonome Flugzeuge in bestimmten Bereichen, wie etwa der Frachtluftfahrt oder auf Kurzstreckenflügen, in den nächsten Jahrzehnten Realität werden. Die Technologie entwickelt sich rasant, und erste Tests autonomer Systeme sind bereits erfolgreich verlaufen. Die Luftfahrtindustrie sieht in dieser Entwicklung nicht nur ein Potenzial für mehr Sicherheit, sondern auch für eine effizientere Nutzung von Flugzeugen und Flugrouten.

Hybridflugzeuge: Die Brücke zur elektrischen Zukunft

Während vollständig elektrische Flugzeuge für lange Strecken aufgrund der aktuellen Batterietechnologie noch eine Herausforderung darstellen, bieten **Hybridflugzeuge** eine vielversprechende Zwischenlösung. Diese Flugzeuge kombinieren herkömmliche Treibstoffantriebe mit elektrischen Systemen, um den Kraftstoffverbrauch zu senken und gleichzeitig die Reichweite zu maximieren.

Hybridantriebe funktionieren ähnlich wie bei Hybridautos: Sie nutzen einen konventionellen Motor für den Start und die Landung, während in der Reiseflughöhe auf elektrische Unterstützung umgeschaltet wird, um den Kraftstoffverbrauch zu reduzieren. Dies führt zu einer signifikanten Senkung der Emissionen und der Betriebskosten. Hybridflugzeuge könnten besonders für Kurz- und Mittelstreckenflüge interessant sein, da sie die Vorteile der elektrischen Fortbewegung nutzen, ohne die Reichweite herkömmlicher Flugzeuge zu beeinträchtigen.

Unternehmen wie Airbus arbeiten bereits an der Entwicklung von Hybridantrieben, die in den kommenden Jahren marktreif sein könnten. Diese Flugzeuge könnten den Übergang zu vollelektrischen Flugzeugen ebnen und der Luftfahrtindustrie helfen, ihre Emissionen deutlich zu senken.

Verbesserte Sicherheits- und Navigationssysteme

Die Sicherheit in der Luftfahrt wird ständig weiter verbessert, und moderne Technologien spielen dabei eine zentrale Rolle. **Fortschritte in der Sensorik und Datenanalyse** haben die Präzision und Zuverlässigkeit von Flugsystemen deutlich erhöht. Eines der vielversprechendsten Gebiete ist die Verwendung von **Satellitennavigation** und **Datenvernetzung**, um Flugrouten zu optimieren und Flugzeuge noch sicherer zu machen.

Das Konzept des „**NextGen Air Transportation Systems**" der US-Luftfahrtbehörde FAA ist ein Beispiel für solche Innovationen. Dieses System nutzt modernste Technologien, um Flugzeuge effizienter durch den Luftraum zu leiten und gleichzeitig potenzielle Gefahren wie Wetterphänomene oder andere Flugzeuge frühzeitig zu erkennen und zu vermeiden. Durch den Einsatz von Echtzeitdaten und hochpräzisen Satelliten könnte die Effizienz der Luftfahrt drastisch verbessert und die Sicherheit auf ein neues Niveau gehoben werden.

Darüber hinaus wird die Einführung von **Künstlicher Intelligenz (KI)** und **Maschinellem Lernen** in die Flugsicherheitssysteme weiter ausgebaut. KI-Systeme könnten künftig in der Lage sein, anhand von Millionen gesammelter Flugdaten Muster zu erkennen, die für menschliche Augen unsichtbar sind. Diese Technologie könnte genutzt werden, um potenzielle Wartungsprobleme vorherzusagen, bevor sie auftreten, und so die Sicherheit weiter zu verbessern.

Nachhaltige Materialien und Flugzeugdesigns

Nicht nur die Antriebstechnologie verändert sich, auch das **Design von Flugzeugen** wird in Zukunft eine wichtige Rolle für mehr Effizienz und Sicherheit spielen. Neue **leichtgewichtige Materialien** wie Kohlefaserverbundstoffe und fortschrittliche Legierungen werden bereits heute eingesetzt, um Flugzeuge stabiler und gleichzeitig leichter zu machen. Dies führt zu einem geringeren Treibstoffverbrauch und erhöht die Widerstandsfähigkeit der Flugzeuge.

In den kommenden Jahren könnten auch völlig neue Flugzeugdesigns wie der **„Blended Wing Body"** (BWB) eingeführt werden. Bei diesem Design sind die Flügel nahtlos in den Rumpf integriert, was den Luftwiderstand verringert und die aerodynamische Effizienz erhöht. Solche Flugzeuge könnten nicht nur deutlich weniger Treibstoff verbrauchen, sondern auch neue Maßstäbe in puncto Stabilität und Sicherheit setzen.

Fliegen mit Wasserstoff: Eine saubere Alternative

Eine der vielversprechendsten Technologien zur Reduzierung der CO2-Emissionen ist die Verwendung von **Wasserstoff** als Treibstoffquelle. Wasserstoff kann entweder direkt in modifizierten Turbinen verbrannt oder in Brennstoffzellen zur Stromerzeugung genutzt werden. Flugzeuge, die mit Wasserstoff betrieben werden, hätten das Potenzial, nahezu emissionsfrei zu fliegen, da bei der Verbrennung von Wasserstoff lediglich Wasser als Abfallprodukt entsteht.

Airbus hat bereits angekündigt, dass es bis 2035 das erste emissionsfreie Wasserstoffflugzeug auf den Markt bringen will. Diese Entwicklung könnte die Luftfahrtindustrie revolutionieren und den Übergang zu einer nachhaltigen Zukunft des Fliegens beschleunigen. Wasserstoff bietet nicht nur ökologische Vorteile, sondern könnte auch langfristig kostengünstiger sein als herkömmlicher Treibstoff.

Fazit: Die Zukunft des Fliegens

Die Luftfahrt steht am Beginn einer neuen Ära, in der technologische Innovationen die Art und Weise, wie wir fliegen, grundlegend verändern werden. Elektrische Flugzeuge, autonome Systeme, Hybridantriebe und Wasserstofftechnologien haben das Potenzial, das Fliegen sicherer, effizienter und nachhaltiger zu machen. Die kontinuierliche Verbesserung von Sicherheits- und Navigationssystemen wird zudem dazu beitragen, dass Fliegen auch in Zukunft die sicherste und komfortabelste Art des Reisens bleibt.

Es ist faszinierend, dass viele dieser Technologien bereits entwickelt werden und in naher Zukunft zum Standard gehören könnten. Für Passagiere bedeutet dies nicht nur umweltfreundlichere Flüge, sondern auch ein noch höheres Maß an Sicherheit und Zuverlässigkeit. Die Zukunft des Fliegens verspricht, sowohl aus ökologischer als auch aus technologischer Sicht aufregend zu werden – und das ist eine Reise, auf die wir uns alle freuen können.

Tipps von Experten

Flugangst ist nicht nur eine Frage der rationalen Wahrnehmung von Sicherheit, sondern oft tief in psychologischen Prozessen verwurzelt. Obwohl die Statistiken zeigen, dass Fliegen die sicherste Art des Reisens ist, wirken bei der Flugangst andere Mechanismen. Dieses Kapitel beleuchtet den psychologischen Aspekt der Flugangst und bietet konkrete Ansätze von Experten, wie man diese Angst langfristig bewältigen kann.

Warum empfinden wir Angst beim Fliegen?

Die Ursache der Flugangst ist oft komplex und vielschichtig. Viele Menschen, die unter Flugangst leiden, erkennen, dass ihre Angst irrational ist, aber die Emotionen und körperlichen Reaktionen sind dennoch sehr real. Der **Kontrollverlust**, das Gefühl, keine Kontrolle über die Situation zu haben, ist ein zentraler Aspekt der Flugangst. Im Flugzeug gibt es für den Passagier keine Möglichkeit, das Geschehen zu beeinflussen – eine Situation, die für viele Angst auslöst.

Experten erklären, dass Kontrollverlust eine der Hauptursachen für viele Phobien ist. Der Mensch ist es gewohnt, in alltäglichen Situationen Kontrolle auszuüben, sei es im Straßenverkehr oder im Beruf. Im Flugzeug jedoch liegt die Kontrolle in den Händen der Piloten und der Technik, was bei einigen Menschen das Gefühl der Hilflosigkeit verstärkt. Dies führt oft zu einer erhöhten Aktivierung des „Flucht-oder-Kampf"-Mechanismus, einer natürlichen Reaktion des Körpers auf wahrgenommene Bedrohungen.

Zusätzlich spielen oft **Angst vor Höhe (Akrophobie)** oder **Klaustrophobie (die Angst vor engen Räumen)** eine Rolle. Das Wissen, dass man sich in mehreren tausend Metern Höhe befindet, verstärkt das Gefühl der Unsicherheit. Auch die Enge des Flugzeugs und die eingeschränkte Bewegungsfreiheit können bei Menschen mit Klaustrophobie zu Panik führen.

Therapeutische Ansätze zur Behandlung von Flugangst

Es gibt verschiedene psychologische Ansätze, um Flugangst zu bewältigen. **Cognitive Behavioral Therapy (CBT)**, auf Deutsch **kognitive Verhaltenstherapie**, ist eine der effektivsten Methoden zur Behandlung von Flugangst. Sie zielt darauf ab, die Gedankenmuster zu erkennen und zu verändern, die die Angst auslösen.

CBT hilft Betroffenen dabei, ihre negativen Gedanken und Ängste zu identifizieren, sie kritisch zu hinterfragen und durch realistischere, beruhigende Gedanken zu ersetzen. Ein Beispiel wäre, statt „Das Flugzeug wird abstürzen" zu denken: „Statistisch gesehen ist Fliegen sicherer als Autofahren, und es gibt keinen Grund zur Panik." Indem die Betroffenen lernen, ihre Denkweise zu verändern, können sie ihre Angst besser kontrollieren und langfristig reduzieren.

Ein weiterer Bestandteil der CBT ist die **Expositionstherapie**, bei der sich die Betroffenen schrittweise ihrer Angst aussetzen. Dies könnte damit beginnen, sich Videos von Flügen anzusehen, oder sich in einer sicheren Umgebung vorzustellen, im Flugzeug zu sitzen. Die Idee ist, dass durch die wiederholte Konfrontation mit der angstauslösenden Situation die Angst nachlässt. Der Körper gewöhnt sich an die Flugerfahrung und reagiert mit der Zeit weniger intensiv.

Entspannungstechniken und Achtsamkeit

Neben der Verhaltenstherapie sind **Entspannungstechniken** ein zentraler Bestandteil der Angstbewältigung. Experten empfehlen Methoden wie **tiefes Atmen**, **progressive Muskelentspannung** und **Achtsamkeit**, um den Stresslevel zu senken und Panikattacken zu vermeiden.

- **Tiefes Atmen:** Tiefes, langsames Atmen hilft, die Herzfrequenz zu senken und den Körper zu beruhigen. Wenn man nervös ist, neigt man dazu, schnell und flach zu atmen, was die Angst verstärkt. Das bewusste Ein- und Ausatmen, etwa in einem Rhythmus von vier Sekunden für das Einatmen, vier Sekunden Halten und vier Sekunden für das Ausatmen, beruhigt das Nervensystem.
- **Progressive Muskelentspannung:** Diese Technik hilft, körperliche Anspannung zu lösen. Indem man systematisch verschiedene Muskelgruppen anspannt und wieder entspannt, wird der Körper auf eine beruhigende Weise abgelenkt. Diese Übung kann während des Fluges diskret durchgeführt werden, um Spannungen zu lösen und den Fokus auf etwas anderes als die Angst zu lenken.
- **Achtsamkeit:** Achtsamkeit bedeutet, sich auf den gegenwärtigen Moment zu konzentrieren und diesen ohne Urteil wahrzunehmen. Bei Flugangst neigt der Verstand oft dazu, sich auf „Was-wäre-wenn"-Szenarien zu fokussieren, die die Angst verstärken. Achtsamkeitstechniken helfen, den Verstand wieder ins Hier und Jetzt zu bringen, indem man beispielsweise auf den eigenen Atem, Geräusche oder körperliche Empfindungen achtet.

Die Rolle der Desensibilisierung durch Virtual Reality

Eine innovative Methode zur Behandlung von Flugangst ist die **Virtual Reality (VR)-Therapie**. In speziellen Therapieprogrammen können Patienten durch eine VR-Brille realistische Flugerfahrungen simulieren, ohne tatsächlich fliegen zu müssen. Diese immersive Methode ermöglicht es den Betroffenen, sich schrittweise an die Flugumgebung zu gewöhnen, während sie gleichzeitig von einem Therapeuten betreut werden.

VR-Therapie hilft, Flugerfahrungen in einer kontrollierten Umgebung zu simulieren, ohne das Risiko einer echten Flugreise. Die Betroffenen können so mit den visuellen und auditiven Reizen eines Fluges konfrontiert werden, was ihnen hilft, sich an die Situation zu gewöhnen und ihre Angstreaktionen zu mildern.

Hypnose als alternative Therapieform

Ein weiterer Ansatz, der bei einigen Menschen mit Flugangst erfolgreich angewendet wird, ist **Hypnose**. Hypnose kann helfen, das Unterbewusstsein zu beeinflussen und Angstreaktionen neu zu programmieren. Während der Hypnose wird der Patient in einen tief entspannten Zustand versetzt, in dem er Zugang zu tieferen Ebenen des Bewusstseins hat. Ein Hypnotherapeut kann in diesem Zustand gezielte Suggestionen geben, die die Wahrnehmung und Reaktion auf das Fliegen verändern.

Es gibt viele Berichte von Menschen, die durch Hypnotherapie ihre Flugangst signifikant verringern konnten. Diese Methode wird oft als Ergänzung zu anderen Therapien wie CBT oder Entspannungstechniken eingesetzt.

Selbsthilfestrategien für den Alltag

Neben der professionellen Therapie gibt es auch eine Vielzahl von **Selbsthilfestrategien**, die Experten empfehlen, um Flugangst zu bewältigen:

1. **Sich über die Flugsicherheit informieren:** Je mehr du über die Technik, die Sicherheitsvorkehrungen und die Abläufe im Flugzeug weißt, desto weniger beängstigend wird die Vorstellung des Fliegens. Oft ist es das Unbekannte, das Angst auslöst.
2. **Vorbereitungsrituale entwickeln:** Entwickle beruhigende Routinen, die du vor und während des Fluges befolgst. Das kann das Hören einer speziellen Playlist, das Lesen eines Buches oder das Verwenden von Entspannungsübungen sein.
3. **Angenehme Ablenkungen schaffen:** Eine bewährte Methode, um die Zeit im Flugzeug zu überstehen, ist Ablenkung. Schaue Filme, höre Musik oder nimm dir etwas zu tun mit, das dich beschäftigt und von der Angst ablenkt.
4. **Die Bedeutung von kleinen Erfolgen:** Setze dir kleine Ziele und feiere jeden Erfolg. Wenn du einen kurzen Flug ohne Angst überstanden hast, ist das ein großer Fortschritt. Diese Erfolgserlebnisse geben dir mehr Selbstvertrauen für längere Flüge.

Langfristige Bewältigung: Den Fokus auf Positives lenken

Ein langfristiger Ansatz zur Überwindung von Flugangst ist, den Fokus auf die positiven Aspekte des Fliegens zu richten. Das Ziel des Fliegens ist es, neue Orte zu entdecken, Menschen zu treffen und unvergessliche Erlebnisse zu sammeln. Viele Experten raten dazu, sich diese positiven Endergebnisse vor Augen zu führen, anstatt sich auf die Ängste während des Fluges zu konzentrieren.

Der Prozess der Bewältigung von Flugangst erfordert Geduld und eine schrittweise Herangehensweise. Indem man die eigene Angst versteht und die richtigen Strategien anwendet, kann man lernen, das Fliegen als eine bereichernde Erfahrung zu sehen und die Freiheit des Reisens zu genießen.

Fazit: Die Kontrolle zurückgewinnen

Flugangst kann überwältigend sein, doch mit den richtigen psychologischen Werkzeugen ist sie bewältigbar. Experten sind sich einig, dass der Schlüssel zur Überwindung der Angst in einer Kombination aus **Verständnis**, **Therapie** und **Übung** liegt. Indem du die psychologischen Prozesse hinter der Angst verstehst und bewusste Techniken anwendest, kannst du die Kontrolle über deine Flugerfahrungen zurückgewinnen und das Fliegen wieder als eine sichere und angenehme Möglichkeit sehen, die Welt zu entdecken.

GRUND 41–50

Medizinische Sicherheit an Bord

Wie auf Notfälle reagiert wird

41 Flugbegleiter sind umfassend in Erster Hilfe geschult

Jede Flugbegleiterin und jeder Flugbegleiter durchläuft eine intensive Schulung in Erster Hilfe. Dazu gehören Techniken wie Herz-Lungen-Wiederbelebung (CPR), der Umgang mit Defibrillatoren und die Behandlung gängiger medizinischer Notfälle wie Ohnmachtsanfälle oder Atemprobleme. Diese Schulungen werden regelmäßig aufgefrischt, um sicherzustellen, dass die Crew im Notfall schnell und effizient handeln kann.

42 Defibrillatoren an Bord

Auf den meisten kommerziellen Flügen sind Defibrillatoren verfügbar, die im Falle eines Herzstillstands eingesetzt werden können. Die Crew ist darauf geschult, diese Geräte sicher und effektiv zu verwenden. Diese Ausrüstung kann im Ernstfall lebensrettend sein, bis das Flugzeug landen und professionelle medizinische Hilfe übernehmen kann.

43 Notfallkits und medizinische Ausrüstung

Flugzeuge sind mit umfangreichen Notfallkits ausgestattet, die unter anderem Medikamente, Verbandmaterial und Instrumente zur Behandlung von Verletzungen und Erkrankungen enthalten. Diese Kits werden regelmäßig überprüft und sind immer griffbereit, falls ein Passagier medizinische Hilfe benötigt.

44 Zusammenarbeit mit Passagieren und Ärzten an Bord

In vielen Notfällen befinden sich Ärzte oder medizinisch geschultes Personal unter den Passagieren. Flugbegleiter sind darauf trainiert, im Falle eines medizinischen Notfalls Hilfe von diesen Fachkräften anzufordern. Oft können Passagiere mit medizinischem Hintergrund eine wertvolle Unterstützung leisten, bis das Flugzeug sicher landet.

45 Medizinische Unterstützung am Boden

Bei einem medizinischen Notfall an Bord ist das Flugzeug nicht isoliert. Fluggesellschaften haben Zugang zu medizinischen Beratungsdiensten am Boden, die in Kontakt mit der Crew stehen und bei der Entscheidungsfindung unterstützen. Diese Experten können den Zustand des Patienten bewerten und bei Bedarf eine Notlandung empfehlen.

46 Notlandungen für medizinische Notfälle

Wenn sich ein medizinischer Notfall an Bord verschlimmert oder die Situation ernst ist, können Piloten entscheiden, das Flugzeug auf dem nächstgelegenen Flughafen sicher zu landen. Flugzeuge haben Vorrang, wenn es um medizinische Notfälle geht, und können bei Bedarf jederzeit landen, um dem betroffenen Passagier schnelle medizinische Versorgung zu ermöglichen.

47 Medizinische Notfallprotokolle

Jede Fluggesellschaft hat detaillierte Protokolle für den Umgang mit medizinischen Notfällen an Bord. Diese Protokolle beinhalten die Vorgehensweise bei Ohnmachtsanfällen,

Allergieschocks, Herzproblemen und anderen häufigen Notfällen. Die Crew ist darauf trainiert, diese Protokolle in stressigen Situationen routiniert anzuwenden.

48 **Beruhigung von Passagieren in Stresssituationen**

Nicht jeder medizinische Vorfall ist lebensbedrohlich, doch viele Passagiere erleben in der Flugumgebung stressbedingte Symptome wie Panikattacken oder Hyperventilation. Die Crew ist geschult, solche Situationen zu erkennen und den betroffenen Passagieren zu helfen, sich zu beruhigen. Oft reichen einfache Maßnahmen wie langsame Atmung oder beruhigende Worte aus, um die Situation unter Kontrolle zu bringen.

Gesundheitsvorsorge beim Fliegen

49 **Hydration und Bewegung während des Fluges**

Langstreckenflüge können zu Dehydration und einer schlechten Blutzirkulation führen, da die Luft in Flugzeugen trocken ist und die Bewegungsfreiheit eingeschränkt sein kann. Flugbegleiter ermutigen Passagiere daher, regelmäßig Wasser zu trinken und sich zu bewegen, um das Risiko von Thrombosen zu minimieren. Es gibt einfache Übungen, die Passagiere während des Fluges durchführen können, um die Durchblutung zu fördern.

50 **Richtlinien zur Vermeidung von gesundheitlichen Risiken**

Fluggesellschaften bieten oft Informationsmaterial an, das Passagiere darüber informiert, wie sie sich auf einen langen Flug vorbereiten können, um gesundheitliche Probleme zu vermeiden. Dazu gehören Ratschläge zur richtigen Sitzposition, zur Vermeidung von Alkohol und Koffein und zur

Einnahme bestimmter Medikamente vor dem Flug, wenn Passagiere gesundheitliche Risiken wie Thrombosen oder Bluthochdruck haben.

Die medizinische Sicherheit an Bord von Flugzeugen ist umfassend und gut organisiert. Durch das Zusammenspiel von gut ausgebildetem Personal, moderner Ausrüstung und klaren Notfallprotokollen wird sichergestellt, dass Passagiere selbst in kritischen Situationen bestmöglich versorgt werden.

GRUND 51–60

Mythen und Missverständnisse über das Fliegen

Aufklärung der gängigsten Missverständnisse

51 **„Fliegen ist gefährlich"**

Ein weit verbreiteter Mythos ist, dass das Fliegen gefährlich sei. Wie bereits in früheren Kapiteln erklärt, ist das Fliegen jedoch die sicherste Art zu reisen. Dank moderner Technologie, strengen Sicherheitsvorschriften und fortlaufender Überwachung von Flugzeugen und Crews ist das Risiko eines Unfalls extrem gering. Die Angst vor dem Fliegen basiert oft auf irrationalen Sorgen und wird durch negative Medienberichte verstärkt.

52 **„Flugzeuge stürzen wegen Turbulenzen ab"**

Turbulenzen werden von vielen Passagieren als gefährlich empfunden, obwohl sie das Flugzeug kaum beeinträchtigen. Moderne Flugzeuge sind so konstruiert, dass sie selbst starken Turbulenzen problemlos standhalten. Die Crew und die Piloten sind speziell darauf trainiert, sicher durch Turbulenzen zu navigieren. Auch wenn Turbulenzen unangenehm sein können, stellen sie keine Gefahr für die Sicherheit des Fluges dar.

53 **„Die Luft im Flugzeug ist schlecht für die Gesundheit"**

Viele glauben, dass die Luft im Flugzeug „recycelt" wird und man sich daher leichter erkältet oder Krankheiten einfängt.

In Wirklichkeit wird die Kabinenluft ständig gefiltert und durch hochwirksame HEPA-Filter gereinigt, die auch in Krankenhäusern verwendet werden. Diese Filter entfernen bis zu 99,97 % der Bakterien und Viren aus der Luft. Das Risiko, sich an Bord eines Flugzeugs zu erkälten, ist nicht höher als an anderen öffentlichen Orten.

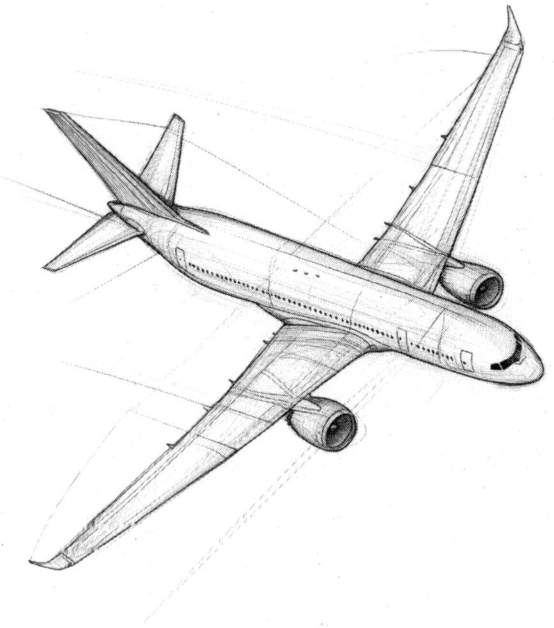

54 „Fliegen ist schlecht für das Herz“

Einige Menschen glauben, dass der Druck in der Kabine während eines Fluges schädlich für das Herz ist. Moderne Flugzeuge halten jedoch einen stabilen Kabinendruck aufrecht, der für den menschlichen Körper gut verträglich ist. Gesunde Menschen müssen sich keine Sorgen um ihr Herz machen, und selbst Personen mit leichten Herzproblemen können in der Regel sicher fliegen. Im Zweifelsfall sollte vor dem Flug ein Arzt konsultiert werden.

55 „Wenn beide Triebwerke ausfallen, stürzt das Flugzeug ab"

Ein weit verbreiteter Irrglaube ist, dass ein Flugzeug ohne Triebwerke sofort abstürzt. In Wirklichkeit können moderne Flugzeuge auch ohne Triebwerksleistung noch eine beträchtliche Strecke gleiten. Piloten sind darauf trainiert, in solch extremen Situationen sicher zu landen. Die Wahrscheinlichkeit, dass beide Triebwerke gleichzeitig ausfallen, ist extrem gering, und selbst dann bleibt ausreichend Zeit, um eine sichere Notlandung vorzunehmen.

56 „Fliegen bei schlechtem Wetter ist gefährlich"

Viele Passagiere haben Angst, bei schlechtem Wetter zu fliegen. Moderne Flugzeuge sind jedoch so konstruiert, dass sie auch bei Regen, Wind oder Schnee sicher fliegen können. Piloten sind darauf geschult, Wetterbedingungen zu überwachen und, falls nötig, alternative Routen zu wählen. Flughäfen und Fluggesellschaften haben zudem strenge Wetterrichtlinien, die garantieren, dass Flüge nur dann stattfinden, wenn es sicher ist.

57 „Kleine Flugzeuge sind unsicher"

Der Mythos, dass kleine Flugzeuge unsicherer sind als große, hält sich hartnäckig. Tatsächlich gelten dieselben strengen Sicherheitsvorschriften für kleine Flugzeuge wie für große Passagierjets. Fluggesellschaften und Flugzeughersteller sorgen dafür, dass auch kleinere Maschinen alle notwendigen Sicherheitsstandards erfüllen. Statistisch gesehen sind kleinere Flugzeuge genauso sicher wie große.

58 „Ein geplatzter Reifen kann das Flugzeug zum Absturz bringen"

Viele Menschen glauben, dass ein geplatzter Reifen während der Landung oder des Starts zu einem schweren Unfall führen kann. Flugzeuge sind jedoch so konzipiert, dass sie auch mit einem beschädigten Reifen sicher landen können. Die Crew ist darauf trainiert, in solchen Fällen ruhig zu bleiben und das Flugzeug sicher zum Stillstand zu bringen. Zudem verfügen moderne Flugzeuge über mehrere Reifen, was die Sicherheit weiter erhöht.

„Billigflug" bedeutet nicht unsicher

59 **Sicherheitsvorkehrungen sind für alle Fluggesellschaften gleich**

Ein weit verbreitetes Missverständnis ist, dass „Billigfluggesellschaften" unsicherer sind als größere, teurere Fluggesellschaften. In Wirklichkeit unterliegen alle Fluggesellschaften, unabhängig von ihrem Preisniveau, denselben internationalen Sicherheitsvorschriften und -standards. Flugzeuge müssen regelmäßig gewartet werden, und die Crews werden genauso gut geschult wie bei traditionellen Fluggesellschaften.

60 **„Billigfluggesellschaften sparen bei der Sicherheit"**

Billigfluggesellschaften können ihre Preise niedrig halten, indem sie auf Luxus und Komfort verzichten, nicht aber auf Sicherheit. Die gleichen Wartungs- und Sicherheitsstandards gelten für Billigfluggesellschaften wie für teurere Fluglinien. Flugzeuge müssen weltweit denselben strengen Inspektions- und Wartungsprotokollen folgen, sodass Passagiere sicher sein können, dass auch bei einem günstigen Flug höchste Sicherheitsvorkehrungen getroffen werden.

Durch das Verständnis dieser Mythen und Missverständnisse können Passagiere beruhigter fliegen. Viele Ängste entstehen aus Fehlinformationen, doch mit dem richtigen Wissen kann man Vertrauen in die Luftfahrt gewinnen und sich sicher fühlen, unabhängig von der Art des Fluges.

GRUND 61–70

Die Bedeutung von Geräuschen und Abläufen im Flugzeug

Was die Ansagen und Geräusche wirklich bedeuten

61 Das Geräusch der Triebwerke beim Start

Beim Start eines Flugzeugs steigt die Leistung der Triebwerke, was zu einem lauten und dröhnenden Geräusch führt. Dieses Geräusch ist völlig normal und ein Zeichen dafür, dass die Triebwerke genügend Schub erzeugen, um das Flugzeug in die Luft zu bringen. Wenn die Flughöhe erreicht ist, wird die Schubkraft reduziert, und das Geräusch wird leiser - ein Zeichen, dass der Start erfolgreich abgeschlossen ist und das Flugzeug in den Reisemodus wechselt.

62 Klackende Geräusche vor dem Start und nach der Landung

Viele Passagiere hören klackende oder rumpelnde Geräusche, wenn das Flugzeug sich auf den Start oder die Landung vorbereitet. Diese Geräusche stammen von den Landeklappen, die ausgefahren oder eingefahren werden, sowie von der Bewegung des Fahrwerks. Diese mechanischen Bewegungen sind ein normaler Teil des Flugablaufs und kein Grund zur Sorge.

63 **Das Pfeifen der Kabinenbelüftung**

Ein leises Pfeifen oder Summen in der Kabine kommt von der Klimaanlage und der Kabinendruckregelung. Die Luft wird kontinuierlich zirkuliert, um die Kabine mit frischem Sauerstoff zu versorgen und den Druck stabil zu halten. Dieses Geräusch zeigt, dass das Belüftungssystem einwandfrei funktioniert und für ein angenehmes Kabinenklima sorgt.

64 **Das Summen und Vibrieren während des Fluges**

Ein kontinuierliches Summen oder leichtes Vibrieren während des Fluges ist das typische Geräusch der Triebwerke in Reiseflughöhe. Es zeigt, dass die Turbinen mit gleichmäßiger Leistung arbeiten und das Flugzeug sicher vorantreiben. Die Vibrationen sind ebenfalls normal und stellen keine Gefahr dar.

65 **Geräusche beim Ein- und Ausfahren der Landeklappen**

Beim Ein- und Ausfahren der Landeklappen (Flaps) kann es zu einem Knacken oder Schleifen kommen. Diese Geräusche entstehen durch die Bewegung der Klappenmechanik. Landeklappen werden verwendet, um den Auftrieb zu erhöhen oder zu reduzieren, je nachdem, ob das Flugzeug gerade startet, landet oder in der Luft manövriert.

66 **Der dumpfe „Schlag“ beim Ausfahren des Fahrwerks**

Kurz vor der Landung hört man oft ein dumpfes Geräusch, wenn das Fahrwerk ausgefahren wird. Dieses Geräusch ist vollkommen normal und zeigt, dass das Flugzeug sich auf die Landung vorbereitet. Piloten überwachen diesen Vorgang genau, um sicherzustellen, dass das Fahrwerk vollständig ausgefahren und gesichert ist.

67 **Geräusche durch Bremsklappen beim Landeanflug**

Wenn das Flugzeug den Landeanflug beginnt, kann man oft ein leichtes Heulen oder Pfeifen hören, wenn die Bremsklappen ausgefahren werden. Diese Klappen erzeugen zusätzlichen Luftwiderstand, um das Flugzeug langsamer zu machen. Diese Geräusche sind Teil eines normalen Landevorgangs und zeigen an, dass das Flugzeug sicher auf die Landung vorbereitet wird.

Die Bedeutung von Flugzeug-Klingeltönen

68 **Das „Ding"-Geräusch während des Fluges: Kommunikation der Crew**

Ein häufiges Geräusch im Flugzeug ist das „Ding", das Passagiere oft während des Fluges hören. Dieses akustische Signal ist ein Kommunikationsmittel für die Crew. Verschiedene Töne können unterschiedliche Bedeutungen haben: Ein einzelnes „Ding" kann anzeigen, dass die Anschnallzeichen aktiviert oder deaktiviert wurden, oder dass die Crew miteinander kommuniziert. Mehrere aufeinanderfolgende Töne signalisieren wichtige Nachrichten zwischen Cockpit und Kabine, etwa wenn Piloten den Flugbegleitern Anweisungen geben oder über aktuelle Wetterbedingungen informieren.

69 **Das „Ding" nach dem Start und vor der Landung**

Dieses „Ding" wird oft kurz nach dem Start oder kurz vor der Landung gehört. Es signalisiert den Flugbegleitern, dass das Flugzeug eine sichere Flughöhe erreicht hat (nach dem Start) oder dass es sich im Landeanflug befindet. Für Passagiere bedeutet es, dass sie sich während dieser Phasen nicht bewegen sollten.

70 Mehrfache „Dings“: Wichtige Nachrichten im Cockpit

Wenn mehrere „Dings“ hintereinander zu hören sind, könnte das auf eine wichtige Nachricht aus dem Cockpit hinweisen. Dies geschieht normalerweise nicht ohne Grund und wird von der Crew genau überwacht. Für Passagiere bedeutet dies jedoch keinen Grund zur Sorge, sondern zeigt nur, dass die Crew wichtige Informationen austauscht.

Durch das Verständnis der verschiedenen Geräusche und Ansagen an Bord kannst du leichter unterscheiden, welche Geräusche normal sind und was sie bedeuten. So verliert das Fliegen seinen mysteriösen und potenziell angstauslösenden Charakter, da du immer besser weißt, was gerade im Flugzeug vor sich geht.

GRUND 71–80

Tipps zur Vorbereitung und Entspannung

Strategien zur Stressreduktion vor und während des Flugs

71 Frühzeitige Planung und Vorbereitung

Eine der besten Möglichkeiten, Flugangst zu reduzieren, ist, alles im Voraus gut zu planen. Buche deinen Flug frühzeitig, wähle eine bequeme Sitzplatzoption und stelle sicher, dass du genügend Zeit am Flughafen hast, um stressfrei durch die Sicherheitskontrollen zu kommen. Gut vorbereitet zu sein, kann dir helfen, unnötigen Stress zu vermeiden.

72 Kenntnisse über den Ablauf am Flughafen und im Flug

Wenn du weißt, was dich erwartet, fühlst du dich sicherer. Informiere dich über die Abläufe am Flughafen – vom Check-in über die Sicherheitskontrolle bis hin zum Boarding. Auch das Verständnis über den Ablauf im Flug, wie Start, Reiseflughöhe und Landung, kann helfen, Unsicherheiten zu verringern.

73 Leichte, beruhigende Mahlzeiten vor dem Flug

Vermeide schwere Mahlzeiten und Alkohol vor dem Flug, da diese dich träge oder unwohl machen können. Wähle stattdessen leichte, gesunde Speisen, die dir Energie geben, ohne deinen Magen zu belasten. Eine ausgewogene Ernährung hilft dir, entspannt zu bleiben und das Fliegen angenehmer zu gestalten.

74 **Hydration während des Flugs**

Es ist wichtig, während des Flugs ausreichend Wasser zu trinken, um die Dehydration durch die trockene Kabinenluft auszugleichen. Dehydration kann Kopfschmerzen und Unwohlsein verursachen, was Stress fördert. Trinke also regelmäßig kleine Mengen Wasser und vermeide übermäßigen Koffein- oder Alkoholkonsum, da diese die Dehydration verstärken.

75 **Komfortable Kleidung und Bewegung**

Trage bequeme Kleidung, die nicht einengt, und versuche, dich im Flugzeug hin und wieder zu bewegen, um die Blutzirkulation anzuregen. Wenn möglich, mache kleine Dehnübungen im Sitz oder gehe gelegentlich im Gang auf und ab. Dies hilft nicht nur deinem Körper, sondern lenkt auch von eventuellen Ängsten ab.

76 **Atemtechniken zur Beruhigung**

Tiefes, kontrolliertes Atmen ist eine bewährte Methode, um Angstgefühle zu reduzieren. Konzentriere dich darauf, tief in den Bauch ein- und auszuatmen. Zähle dabei bis vier beim Einatmen, halte den Atem kurz an, und zähle bis vier beim Ausatmen. Diese Technik beruhigt den Geist und reduziert das Gefühl der Panik.

77 **Progressive Muskelentspannung**

Die progressive Muskelentspannung ist eine einfache Technik, bei der du verschiedene Muskelgruppen nacheinander anspannst und wieder entspannst. Beginne bei den Füßen und arbeite dich bis zum Kopf vor. Diese Methode hilft, Anspannungen im Körper zu lösen und fördert die Entspannung während des Flugs.

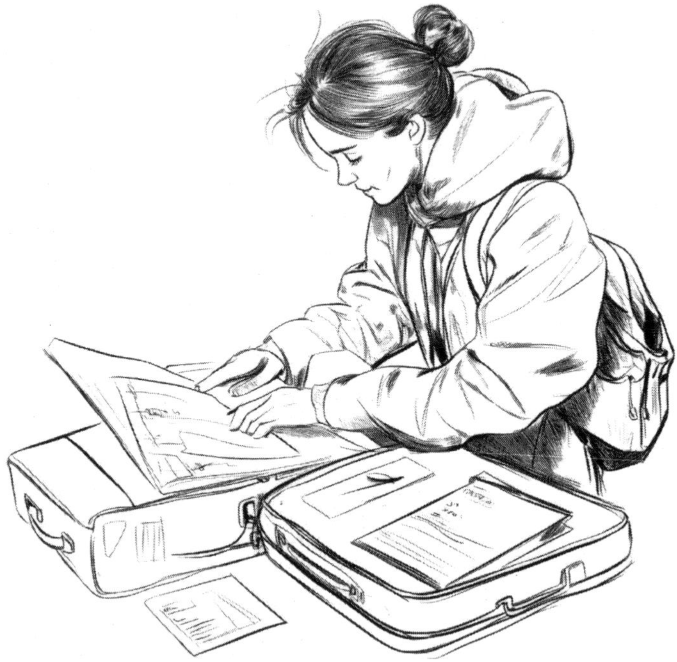

78 Ablenkung durch positive Aktivitäten

Nimm dir angenehme und entspannende Aktivitäten mit an Bord, um dich abzulenken. Das können gute Bücher, beruhigende Musik, Podcasts oder sogar Filme sein. Wenn du dich auf etwas anderes konzentrierst, kannst du deine Gedanken von der Angst weglenken und den Flug als angenehme Pause nutzen.

79 Visualisierung einer positiven Flugerfahrung

Stelle dir im Vorfeld und während des Flugs vor, wie du sicher und entspannt an deinem Ziel ankommst. Visualisiere, wie der Flug ruhig verläuft, du entspannst und am Ende ohne Probleme landest. Positive Bilder können dein Unterbewusstsein beruhigen und dir helfen, negative Gedanken loszulassen.

80 **Vermeide unnötige Stimulanzien**

Vermeide es, vor dem Flug oder währenddessen zu viel Koffein zu trinken, da dies Angstgefühle verstärken kann. Beruhigungstees oder andere natürliche Mittel, wie Kamille oder Baldrian, können helfen, deinen Körper zu entspannen und ruhig zu bleiben. Finde heraus, was für dich am besten funktioniert, um in einen entspannten Zustand zu gelangen.

Mentale Techniken zur Beruhigung

81 **Achtsamkeit und Meditation**

Achtsamkeitstechniken und Meditation sind wirksame Methoden, um die Aufmerksamkeit auf den gegenwärtigen Moment zu richten und die Angst vor dem Fliegen loszulassen. Konzentriere dich auf deinen Atem, auf die Empfindungen deines Körpers oder auf deine Umgebung, ohne diese zu bewerten. Achtsamkeit hilft dir, negative Gedanken zu stoppen und innere Ruhe zu finden.

82 **Rationalisieren von Angstgedanken**

Oft basieren Flugängste auf irrationalen Gedanken oder Missverständnissen. Wenn du während des Flugs besorgt wirst, stelle dir die Frage: „Ist das wirklich gefährlich, oder ist es nur meine Angst, die mir das suggeriert?“ Durch das Hinterfragen und Rationalisieren deiner Gedanken kannst du dich auf die Fakten konzentrieren und so deine Angst reduzieren.

83 **Positive Selbstgespräche**

Rede dir selbst gut zu. Wiederhole positive, beruhigende Sätze wie: „Ich bin sicher, dieses Flugzeug ist dafür gebaut, sicher zu fliegen“ oder „Ich vertraue der Crew und der Technik.“ Positive Selbstgespräche können helfen, negative Gedanken zu überlagern und dich in eine ruhigere, entspanntere Stimmung zu bringen.

84 **Das Endziel im Kopf behalten**

Denke an das Ziel deiner Reise. Ob es ein Urlaub, ein Familienbesuch oder eine Geschäftsreise ist, erinnere dich daran, warum du diesen Flug machst und was dich am Ziel erwartet. Die Freude auf die Ankunft kann dir helfen, die Flugzeit entspannter zu überstehen.

Mit diesen praktischen Strategien zur Vorbereitung und Stressreduktion kannst du deine Flugerfahrung positiver gestalten und deinen Ängsten effektiv begegnen. Je entspannter du dich vor und während des Flugs fühlst, desto leichter fällt es dir, die Kontrolle über deine Gedanken zu behalten und die Reise zu genießen.

DIE WISSENSCHAFT DER TURBULENZEN

Was wirklich hinter den Erschütterungen steckt

Für viele Passagiere sind Turbulenzen einer der beunruhigendsten Aspekte des Fliegens. Das plötzliche Ruckeln, das Gefühl von Erschütterungen und das Auf und Ab des Flugzeugs lösen bei manchen Menschen Angst und Unsicherheit aus. Doch was genau sind Turbulenzen, und warum sind sie für Flugzeuge völlig harmlos? Dieses Kapitel wird die Physik hinter den Turbulenzen erklären und zeigen, warum diese Luftbewegungen keinen Grund zur Sorge darstellen.

Was sind Turbulenzen?

Turbulenzen sind in erster Linie nichts anderes als **Bewegungen von Luftmassen**. Ähnlich wie das Wasser in einem Fluss, das mal ruhig und mal aufgewühlt ist, verhält sich auch die Luft in der Atmosphäre. Wenn ein Flugzeug in turbulente Luftmassen gerät, wird es von diesen Bewegungen beeinflusst, was sich für die Passagiere als Vibrationen oder Schwanken des Flugzeugs bemerkbar macht. Turbulenzen entstehen, wenn unterschiedliche Luftströmungen aufeinandertreffen und miteinander verwirbeln.

Es gibt verschiedene Arten von Turbulenzen, die durch unterschiedliche atmosphärische Bedingungen verursacht werden:

1. **Thermische Turbulenzen:** Diese entstehen, wenn die Sonne die Erdoberfläche unterschiedlich stark erwärmt. Warme Luft steigt auf, kalte Luft sinkt ab, und dadurch kommt es zu vertikalen Luftbewegungen. Besonders häufig sind thermische Turbulenzen in der Nähe von Bergen oder an heißen Tagen.
2. **Mechanische Turbulenzen:** Diese treten auf, wenn der Wind über unregelmäßige Oberflächen wie Berge oder Gebäude strömt. Diese Hindernisse stören die gleichmäßige Luftströmung und erzeugen Turbulenzen.
3. **Clear-Air-Turbulenz (CAT):** Diese Turbulenzen entstehen in großer Höhe, weit entfernt von Wolken oder Wetterfronten, und sind besonders schwer vorhersehbar. Sie entstehen oft in der Nähe des **Jetstreams**, einem starken Windband, das in großen Höhen weht.
4. **Frontal- und Gewitterturbulenzen:** Diese entstehen in der Nähe von Wetterfronten oder Gewittern, wo kalte und warme Luftmassen aufeinandertreffen und starke Auf- und Abwinde erzeugen.

Warum Turbulenzen harmlos sind

Während Turbulenzen für Passagiere oft unangenehm wirken, sind sie für Flugzeuge keineswegs gefährlich. Moderne Flugzeuge sind so konstruiert, dass sie Turbulenzen problemlos standhalten können. Die Flugzeugstrukturen sind extrem robust und flexibel, was bedeutet, dass sie die Kräfte, die durch Turbulenzen wirken, ohne Probleme absorbieren.

Ingenieurstechnisch gesehen sind Flugzeuge so gebaut, dass sie weit mehr Belastungen aushalten, als bei den stärksten Turbulenzen jemals auftreten könnten. Die Tragflächen eines Flugzeugs, die bei Turbulenzen leicht auf und ab schwingen, sind genau dafür ausgelegt – sie sind flexibel und können sich biegen, um die Kräfte der

Luftströmungen aufzunehmen. Selbst in den stärksten Turbulenzen bleiben die Struktur und die Integrität des Flugzeugs vollständig intakt.

Piloten werden zudem speziell darauf trainiert, mit Turbulenzen umzugehen. Wenn starke Turbulenzen vorhergesagt werden oder auftreten, verringern Piloten oft die Geschwindigkeit des Flugzeugs, um den Flug noch angenehmer zu gestalten. Dies ähnelt dem Fahren eines Autos über eine unebene Straße – indem man langsamer fährt, wird das Ruckeln weniger stark wahrgenommen. Piloten haben außerdem die Möglichkeit, die Flughöhe anzupassen, um Turbulenzen zu vermeiden oder zu verringern.

Die Physik hinter den Turbulenzen

Turbulenzen entstehen durch **Veränderungen im Druck und in der Geschwindigkeit der Luftmassen**. In einer idealen Welt wären alle Luftmassen vollkommen ruhig und gleichmäßig verteilt, aber die Realität sieht anders aus. Verschiedene Faktoren wie Temperaturunterschiede, Windgeschwindigkeit und geografische Gegebenheiten sorgen dafür, dass die Luft ständig in Bewegung ist.

Die Atmosphäre ist in verschiedene Schichten unterteilt, und jede Schicht hat ihre eigenen Wind- und Temperaturverhältnisse. Wenn ein Flugzeug von einer Schicht in eine andere wechselt, können diese Unterschiede zu Luftbewegungen führen, die wir als Turbulenzen wahrnehmen. Besonders die **Grenzschichten** zwischen diesen Luftmassen sind anfällig für Turbulenzen, da dort oft starke Unterschiede in der Temperatur und im Druck herrschen.

Ein häufiges Beispiel dafür ist der **Jetstream**. Dieses starke Windband in der oberen Troposphäre bewegt sich mit Geschwindigkeiten von bis zu 400 km/h und kann deutliche Unterschiede in den Luftmassen verursachen. Wenn ein Flugzeug auf den Jetstream trifft oder ihn überquert, kann es zu Turbulenzen kommen. Diese sind jedoch für das Flugzeug selbst kein Problem, da die Struktur des Flugzeugs und die Steuerungssysteme darauf ausgelegt sind, diese Bewegungen zu kompensieren.

Wie Piloten Turbulenzen vorhersehen und vermeiden

Dank moderner Technologien können Piloten Turbulenzen heute besser denn je vorhersagen und vermeiden. **Radar- und Wettersysteme** an Bord des Flugzeugs sowie Daten von Bodenstationen liefern den Piloten Informationen über mögliche Turbulenzzonen. Diese Systeme zeigen potenzielle Problemzonen auf, sodass Piloten alternative Routen planen oder die Flughöhe anpassen können.

Ein wichtiger Bestandteil der Turbulenzvermeidung ist die Zusammenarbeit zwischen Flugzeugen und der **Flugverkehrskontrolle**. Wenn ein Flugzeug auf Turbulenzen trifft, meldet der Pilot dies an die Flugverkehrskontrolle, die diese Information an andere Flugzeuge in der Nähe weitergibt. Dadurch können nachfolgende Flugzeuge die turbulenten Zonen meiden und auf ruhigere Luftmassen ausweichen.

Ein weiteres Hilfsmittel im Cockpit sind sogenannte **Turbulence Prediction Models**, die auf Echtzeitdaten basieren. Diese Modelle nutzen Wetterinformationen, um vorherzusagen, wo Turbulenzen auftreten könnten, und geben den Piloten Empfehlungen für den sichersten und komfortabelsten Flugweg. Dank dieser Technologien sind Piloten in der Lage, die meisten Turbulenzen zu umfliegen oder abzumildern, bevor sie überhaupt auftreten.

Turbulenzen und ihre Auswirkungen auf den Körper

Ein weiterer Grund, warum viele Menschen Turbulenzen als unangenehm empfinden, ist die **Wahrnehmung der Bewegung im Körper**. Wenn ein Flugzeug in eine Lufttasche gerät und sich plötzlich bewegt, fühlt sich das für Passagiere oft wie ein Fall oder eine unerwartete Erschütterung an. Dies liegt daran, dass unser Körper in der Luft keinen festen Bezugspunkt hat und das Gehirn die Bewegungen des Flugzeugs manchmal nicht richtig verarbeiten kann.

Experten erklären jedoch, dass diese Bewegungen für den menschlichen Körper völlig ungefährlich sind. Auch wenn es sich manchmal beängstigend anfühlt, ist es nicht mehr als ein leichtes Auf und Ab, das mit einer Fahrt auf einer unebenen Straße vergleichbar ist. Unser Gleichgewichtssystem passt sich schnell an diese Bewegungen an, und in den meisten Fällen klingen die Symptome der Desorientierung innerhalb von Sekunden ab.

Warum es keine „gefährlichen" Turbulenzen gibt

Ein weit verbreiteter Irrglaube ist, dass es „gefährliche" Turbulenzen gibt, die das Flugzeug zum Absturz bringen könnten. Die Realität ist jedoch, dass selbst starke Turbulenzen nicht gefährlich sind. **Es gibt keine Turbulenzen, die ein modernes Flugzeug ernsthaft beschädigen oder in Gefahr bringen könnten**. Flugzeuge werden unter extremen Bedingungen getestet, um sicherzustellen, dass sie auch die stärksten Turbulenzen unbeschadet überstehen können.

Selbst in seltenen Fällen, in denen starke Turbulenzen auftreten, bleibt die strukturelle Integrität des Flugzeugs intakt. Die einzige reale Gefahr bei Turbulenzen besteht darin, dass unangeschnallte Passagiere oder Gegenstände durch die Kabine geschleudert werden könnten. Deshalb ist es wichtig, während des Fluges immer angeschnallt zu bleiben, auch wenn das Anschnallzeichen nicht leuchtet.

Tipps für einen entspannteren Umgang mit Turbulenzen

Wenn du zu den Menschen gehörst, die sich bei Turbulenzen unwohl fühlen, gibt es einige praktische Tipps, die dir helfen können, ruhiger zu bleiben:

1. **Bleibe angeschnallt:** Selbst leichte Turbulenzen können dafür sorgen, dass du kurz aus dem Sitz gehoben wirst. Das Anschnallen sorgt dafür, dass du sicher und fest im Sitz bleibst.
2. **Vertraue den Piloten:** Piloten sind darauf trainiert, mit Turbulenzen umzugehen und die sichersten Routen zu fliegen. Auch wenn es sich für dich unangenehm anfühlt, sind Turbulenzen für sie eine Routineangelegenheit.
3. **Ablenkung hilft:** Beschäftige dich mit einem Buch, Film oder Musik, um deine Gedanken von den Turbulenzen abzulenken. Oft hilft es, sich auf etwas anderes zu konzentrieren.
4. **Atme tief durch:** Wenn du merkst, dass die Turbulenzen deine Angst verstärken, atme langsam und tief durch. Dies beruhigt deinen Körper und verhindert, dass Panik aufkommt.

Fazit: Keine Angst vor Turbulenzen

Turbulenzen sind ein ganz natürlicher Teil des Fliegens und stellen für moderne Flugzeuge keine Gefahr dar. Dank fortschrittlicher Technologien, robuster Flugzeugkonstruktionen und des Know-hows der Piloten sind Turbulenzen gut kontrollierbar. Das Wissen über die Physik hinter diesen Luftbewegungen und die Sicherheit der Flugzeuge kann dir helfen, Turbulenzen in Zukunft gelassener zu begegnen und sie als einen normalen Teil der Flugreise zu akzeptieren.

DIE UMWELT UND DAS FLIEGEN

Nachhaltigkeit in der Luftfahrt

Die Luftfahrtbranche ist eine der großen Errungenschaften der modernen Gesellschaft. Sie ermöglicht uns, Distanzen zu überwinden und weltweit zu reisen, sei es aus beruflichen oder privaten Gründen. Gleichzeitig steht sie jedoch auch immer wieder im Fokus, wenn es um Umweltbelastungen geht. Der hohe Energieverbrauch und die CO2-Emissionen von Flugzeugen haben die Luftfahrt zu einem wichtigen Thema in der Diskussion um den Klimawandel gemacht. Doch in den letzten Jahren hat die Luftfahrtindustrie erhebliche Fortschritte gemacht, um nachhaltiger und umweltfreundlicher zu werden. In diesem Kapitel schauen wir uns an, wie das Fliegen und der Umweltschutz zusammenpassen, und welche Innovationen die Zukunft des Fliegens grüner gestalten.

Die Herausforderungen der Luftfahrt für die Umwelt

Flugzeuge werden in der Regel mit Kerosin betrieben, einem fossilen Brennstoff, der bei der Verbrennung CO2 und andere Treibhausgase freisetzt. Diese Emissionen tragen zum Klimawandel bei und sind ein bedeutendes Problem für die Umwelt. Laut der Internationalen Zivilluftfahrtorganisation (ICAO) verursacht die Luftfahrt etwa 2–3 % der weltweiten CO2-Emissionen, und der Anteil könnte steigen, da immer mehr Menschen fliegen.

Ein weiteres Problem ist die Emission von Stickoxiden (NOx), die in der oberen Atmosphäre besonders schädlich für die Ozonschicht sind. Auch der sogenannte **Kondensstreifen-Effekt**, der durch die Verdampfung von Flugzeugabgasen in großer Höhe entsteht, trägt zur Erwärmung des Planeten bei, da er zur Bildung von Wolken beiträgt, die Wärme in der Atmosphäre einschließen.

Diese Herausforderungen haben die Luftfahrtindustrie dazu veranlasst, innovative Lösungen zu entwickeln, um den ökologischen Fußabdruck des Fliegens zu reduzieren. Von der Entwicklung nachhaltiger Treibstoffe bis hin zu effizienteren Flugzeugdesigns arbeiten Wissenschaftler, Ingenieure und Unternehmen daran, das Fliegen umweltfreundlicher zu gestalten.

Nachhaltige Flugkraftstoffe (SAF): Die grüne Alternative zu Kerosin

Eines der vielversprechendsten Felder in der nachhaltigen Luftfahrt ist die Entwicklung von **Sustainable Aviation Fuels (SAF)**. Diese nachhaltigen Flugkraftstoffe werden aus erneuerbaren Quellen wie Biomasse, Algen, landwirtschaftlichen Abfällen oder sogar synthetischen Prozessen hergestellt. Der Vorteil von SAF besteht darin, dass sie im Vergleich zu herkömmlichem Kerosin die CO2-Emissionen um bis zu 80 % reduzieren können, je nachdem, aus welcher Quelle sie stammen und wie sie produziert werden.

SAF kann in bestehenden Flugzeugmotoren verwendet werden, ohne dass größere technische Anpassungen erforderlich sind, was die Umstellung auf diesen Treibstoff erleichtert. Bereits heute nutzen einige Fluggesellschaften teilweise SAF für ihre Flüge. Dies ist jedoch bisher noch begrenzt, da die Produktion von nachhaltigen Flugkraftstoffen noch nicht ausreichend skaliert ist, um die gesamte Luftfahrtindustrie zu versorgen.

Die Forschung und Entwicklung in diesem Bereich wird jedoch intensiv vorangetrieben, und Experten gehen davon aus, dass SAF in den kommenden Jahren eine immer größere Rolle in der Luftfahrt spielen wird. Insbesondere der Einsatz synthetischer Kraftstoffe, die CO_2 direkt aus der Atmosphäre binden, könnte in Zukunft eine wichtige Rolle bei der Dekarbonisierung des Flugverkehrs spielen.

Elektrische und hybride Flugzeuge: Eine leise Revolution

Neben der Entwicklung nachhaltiger Treibstoffe gibt es auch Fortschritte im Bereich der **elektrischen und hybriden Flugzeuge**, die die Emissionen auf ein Minimum reduzieren könnten. Diese Flugzeuge nutzen Elektromotoren oder eine Kombination aus Elektromotoren und herkömmlichen Antrieben, um den Kraftstoffverbrauch zu senken und die Emissionen zu verringern.

Während vollelektrische Flugzeuge für den kommerziellen Passagierverkehr auf Langstreckenflügen noch nicht realisierbar sind, gibt es bereits Prototypen für **elektrische Kurzstreckenflugzeuge**, die für regionale Flüge eingesetzt werden könnten. Solche Flugzeuge haben den Vorteil, dass sie nicht nur umweltfreundlicher, sondern auch wesentlich leiser sind, was den Flugverkehr in städtischen Gebieten angenehmer macht.

Hybride Flugzeuge, die elektrische Antriebe mit traditionellen Kerosinmotoren kombinieren, könnten in naher Zukunft auf Mittelstreckenflügen zum Einsatz kommen. Diese Flugzeuge nutzen während des Starts und der Landung den Kerosinmotor, schalten aber im Reiseflug auf elektrische Antriebe um, was zu erheblichen Einsparungen bei den Emissionen führt.

Effizientere Flugzeugdesigns und Technologien

Neben der Entwicklung neuer Antriebstechnologien haben sich auch die **Designs der Flugzeuge** selbst in den letzten Jahrzehnten stark verändert, um die Effizienz zu verbessern. Moderne Flugzeuge wie der **Airbus A350** oder die **Boeing 787 Dreamliner** sind aus leichteren Materialien wie Kohlefaserverbundstoffen gebaut, was ihren Treibstoffverbrauch reduziert. Diese Flugzeuge benötigen bis zu 25 % weniger Treibstoff als ihre Vorgängermodelle, was einen großen Beitrag zur Reduzierung der CO2-Emissionen leistet.

Zudem arbeitet die Industrie an neuen **aerodynamischen Konzepten**, wie dem **Blended Wing Body (BWB)**, bei dem der Rumpf und die Flügel nahtlos ineinander übergehen. Diese Designs verringern den Luftwiderstand und erhöhen die Treibstoffeffizienz. Solche Flugzeugkonzepte könnten in den nächsten Jahrzehnten Realität werden und die Emissionen weiter reduzieren.

Eine weitere spannende Entwicklung ist die Einführung von **Laminarflügeln**, die den Luftstrom glatter und effizienter machen. Diese Flügel reduzieren den Luftwiderstand und könnten den Kraftstoffverbrauch um bis zu 10 % senken. Solche Innovationen zeigen, dass die Luftfahrtindustrie kontinuierlich daran arbeitet, die Effizienz zu maximieren und den ökologischen Fußabdruck zu minimieren.

Wasserstoffflugzeuge: Ein sauberer Treibstoff für die Zukunft

Ein weiteres vielversprechendes Konzept für die Zukunft der nachhaltigen Luftfahrt ist der Einsatz von **Wasserstoff** als Treibstoff. Wasserstoff hat den Vorteil, dass er bei der Verbrennung **kein CO2** produziert und als Abfallprodukt nur Wasser entsteht. Dieser saubere Treibstoff kann entweder in modifizierten Turbinen verbrannt oder in **Brennstoffzellen** verwendet werden, um Elektrizität zu erzeugen und die Motoren anzutreiben.

Derzeit arbeiten Unternehmen wie **Airbus** an der Entwicklung von **Wasserstoffflugzeugen**, die für kommerzielle Flüge geeignet sind. Airbus plant, bis 2035 das erste emissionsfreie Wasserstoffflugzeug auf den Markt zu bringen. Es gibt verschiedene Ansätze zur Nutzung von Wasserstoff in der Luftfahrt:

1. **Verbrennung in Wasserstoffturbinen:** Ähnlich wie Kerosin kann Wasserstoff in modifizierten Turbinen verbrannt werden, was zu einer direkten Reduzierung der CO2-Emissionen führt. Die Verbrennung von Wasserstoff produziert nur Wasserdampf, der die Umwelt weit weniger belastet.
2. **Brennstoffzellen:** Eine andere Methode ist die Verwendung von Brennstoffzellen, die Wasserstoff in Elektrizität umwandeln und so Elektromotoren antreiben. Diese Technik wäre besonders für kleinere Flugzeuge oder Kurzstreckenflüge geeignet.

Wasserstoff hat das Potenzial, eine Schlüsselrolle in der Dekarbonisierung der Luftfahrt zu spielen. Die Herausforderung besteht jedoch darin, die Infrastruktur für die Produktion, Lagerung und Betankung von Wasserstoff zu entwickeln. Diese Technologie steckt noch in den Anfängen, aber die Fortschritte in der Forschung sind vielversprechend und könnten in den kommenden Jahrzehnten dazu führen, dass Wasserstoff zu einem zentralen Bestandteil der Luftfahrt wird.

Flughäfen der Zukunft: Nachhaltigkeit am Boden

Nicht nur die Flugzeuge selbst werden umweltfreundlicher, auch die **Flughäfen der Zukunft** setzen verstärkt auf Nachhaltigkeit. Moderne Flughäfen entwickeln Konzepte, um ihren **CO2-Fußabdruck zu verringern** und umweltfreundliche Lösungen zu implementieren. Dazu gehören unter anderem:

- **Erneuerbare Energien:** Viele Flughäfen installieren inzwischen Solaranlagen oder nutzen Windkraft, um ihren Energiebedarf zu decken. Der Flughafen von San Francisco hat beispielsweise eine Solaranlage, die einen großen Teil des Energieverbrauchs deckt.
- **Grüne Mobilität:** Der Einsatz von Elektrofahrzeugen für Bodenpersonal, Shuttlebusse und Frachttransporte wird immer

häufiger. Dies reduziert die Emissionen am Boden und macht den Flughafenbetrieb effizienter.

- **Abfallmanagement:** Viele Flughäfen setzen auf **nachhaltige Abfallwirtschaft** und verbessern ihre Recyclingquoten. Der Flughafen von Oslo hat sich zum Ziel gesetzt, abfallfrei zu arbeiten und setzt verstärkt auf Kreislaufwirtschaftskonzepte.

Die Idee ist, dass **Flughäfen der Zukunft** nicht nur umweltfreundlicher, sondern auch klimaneutral werden. Es gibt bereits erste Initiativen, um Flughäfen vollständig emissionsfrei zu gestalten, was die Gesamtumweltbilanz der Luftfahrt erheblich verbessern würde.

Fliegen und Kompensation: Was können Passagiere tun?

Auch Passagiere können aktiv dazu beitragen, ihre **CO2-Emissionen** beim Fliegen zu reduzieren. Eine Möglichkeit ist es, die Emissionen eines Fluges durch **CO2-Kompensation** auszugleichen. Es gibt zahlreiche Organisationen, die es Reisenden ermöglichen, den CO2-Ausstoß ihrer Flüge zu berechnen und durch Investitionen in Projekte wie Aufforstung oder erneuerbare Energien zu kompensieren. Airlines bieten immer häufiger direkt an, den CO2-Ausgleich bei der Buchung des Tickets zu integrieren.

Zudem können Passagiere durch **bewusste Entscheidungen** beim Reisen einen Beitrag leisten, zum Beispiel durch das Vermeiden von Kurzstreckenflügen, die Wahl von Direktflügen (die weniger CO2 verursachen als Flüge mit Zwischenlandungen) oder das Reisen mit umweltfreundlicheren Airlines, die auf nachhaltige Praktiken setzen.

Fazit: Die nachhaltige Zukunft der Luftfahrt

Die Luftfahrtindustrie befindet sich in einem grundlegenden Wandel. Innovationen wie nachhaltige Flugkraftstoffe, elektrische und hybride Flugzeuge, Wasserstoffantriebe und effizientere Flugzeugdesigns haben das Potenzial, den **CO2-Fußabdruck des Fliegens** erheblich zu reduzieren. Gleichzeitig tragen Flughäfen und Passagiere aktiv dazu bei, das Reisen nachhaltiger zu gestalten.

Auch wenn der Weg zur vollständigen Klimaneutralität in der Luftfahrt noch einige Herausforderungen mit sich bringt, sind die Fortschritte in Forschung und Entwicklung vielversprechend. In den nächsten Jahrzehnten wird das Fliegen nicht nur sicherer, sondern auch umweltfreundlicher werden, sodass wir auch in Zukunft die Welt entdecken können, ohne die Umwelt zu stark zu belasten.

LANGSTRECKENFLÜGE

Wie du dich auf lange Flugzeiten optimal vorbereitest

Langstreckenflüge können sowohl aufregend als auch anstrengend sein. Während der Gedanke, ferne Orte zu entdecken, uns mit Vorfreude erfüllt, bringen lange Flugzeiten oft Müdigkeit, Unbehagen und Stress mit sich. Doch mit der richtigen Vorbereitung und einigen praktischen Tipps kannst du die Zeit an Bord angenehm gestalten und entspannt an deinem Ziel ankommen. Dieses Kapitel gibt dir praktische Ratschläge, wie du dich optimal auf Langstreckenflüge vorbereitest und den Flug so komfortabel wie möglich gestaltest.

1. Die richtige Sitzplatzwahl: Komfort von Anfang an

Die Wahl des richtigen Sitzplatzes kann den Komfort auf einem Langstreckenflug erheblich beeinflussen. Je nach Vorlieben gibt es verschiedene Optionen, die du berücksichtigen solltest:

- **Fensterplatz:** Perfekt für diejenigen, die während des Fluges schlafen möchten. Du kannst dich bequem gegen die Wand lehnen und wirst nicht gestört, wenn andere Passagiere aufstehen.
- **Gangplatz:** Ideal, wenn du dich gerne bewegst oder häufiger aufstehen möchtest. Du hast mehr Freiheit, dich zu strecken, und kannst den Sitzplatz jederzeit verlassen, ohne andere Passagiere zu stören.

- **Sitzplätze am Notausgang oder in der ersten Reihe:** Diese bieten in der Regel mehr Beinfreiheit, was auf einem langen Flug besonders angenehm ist. Beachte jedoch, dass diese Sitze oft zusätzliche Anforderungen haben (z. B. die Bereitschaft, im Notfall zu helfen).

Wenn du die Möglichkeit hast, wähle **Premium Economy** oder eine **Business Class**, um den zusätzlichen Komfort und die größere Bewegungsfreiheit zu genießen. Dies ist besonders hilfreich, wenn du nach der Ankunft fit und erholt sein möchtest.

2. Packliste für den perfekten Flugkomfort

Was du ins Handgepäck packst, kann einen großen Unterschied für dein Wohlbefinden an Bord machen. Hier sind einige **Must-haves** für lange Flüge:

- **Nackenkissen und Schlafmaske:** Diese beiden Dinge sind essenziell, um den Schlaf an Bord so angenehm wie möglich zu gestalten. Ein gutes Nackenkissen stützt deinen Kopf und verhindert Nackenverspannungen, während eine Schlafmaske dir hilft, auch bei hellem Licht zu entspannen.
- **Ohrenstöpsel oder geräuschreduzierende Kopfhörer:** Flugzeuge können laut sein, und störende Geräusche können das Einschlafen erschweren. Geräuschreduzierende Kopfhörer oder Ohrenstöpsel helfen, die Geräuschkulisse auszublenden.
- **Bequeme Kleidung und Schichten:** Die Temperatur in Flugzeugen kann stark schwanken, deshalb ist es sinnvoll, sich in Schichten zu kleiden. Bequeme Kleidung wie Jogginghosen, weiche Pullover und leichte Schals sorgen dafür, dass du dich auch über mehrere Stunden wohlfühlst.
- **Feuchtigkeitscreme und Lippenbalsam:** Die Luft im Flugzeug ist sehr trocken, was deine Haut und Lippen austrocknen kann.

Eine kleine Tube Feuchtigkeitscreme und Lippenbalsam halten deine Haut hydratisiert.

- **Snacks und Wasser:** Auch wenn Mahlzeiten an Bord serviert werden, ist es sinnvoll, eigene Snacks mitzunehmen, insbesondere wenn du spezielle Ernährungsbedürfnisse hast. Wasser solltest du regelmäßig trinken, um während des Fluges hydriert zu bleiben.

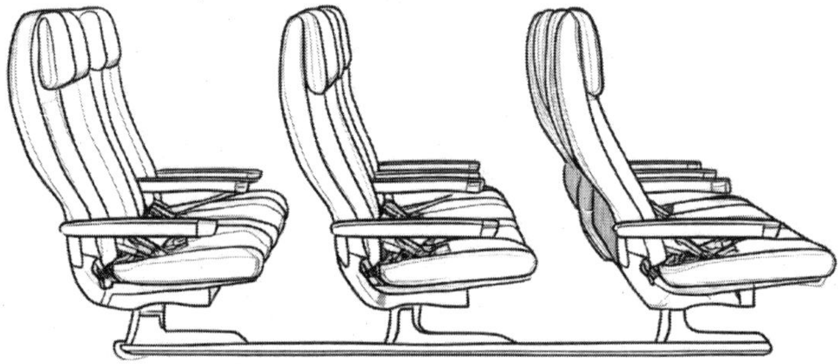

3. Bewegung während des Fluges: Vermeidung von Thrombosen

Langes Sitzen kann die Durchblutung in den Beinen beeinträchtigen und das Risiko für **tiefe Venenthrombosen (TVT)** erhöhen, insbesondere bei Langstreckenflügen. Um dem vorzubeugen, ist es wichtig, regelmäßig aufzustehen und sich zu bewegen. Hier sind einige Tipps:

- **Stehe etwa alle zwei Stunden auf:** Geh kurz im Gang auf und ab, um die Blutzirkulation zu fördern.
- **Beinübungen im Sitzen:** Auch im Sitzen kannst du Übungen machen, die die Blutzirkulation anregen. Bewege deine Füße kreisförmig, ziehe sie an und strecke sie wieder aus, um deine Wadenmuskeln zu aktivieren.

- **Kompressionsstrümpfe:** Diese speziellen Strümpfe helfen, den Blutfluss in den Beinen zu fördern und das Risiko einer TVT zu reduzieren. Sie sind besonders empfehlenswert, wenn du bereits Kreislaufprobleme hast oder zu Thrombosen neigst.

4. Schlafen an Bord: So kommst du erholt ans Ziel

Erholsamer Schlaf ist einer der wichtigsten Faktoren, um einen Langstreckenflug entspannt zu überstehen. Doch der Schlaf in einem Flugzeug ist nicht immer einfach. Hier einige Tipps, um die bestmöglichen Schlafbedingungen zu schaffen:

- **Bereite dich mental vor:** Stelle dich darauf ein, dass du im Flugzeug möglicherweise nicht so tief schläfst wie im Bett, und akzeptiere dies. Das nimmt den Druck weg, unbedingt schlafen zu müssen.
- **Nutze Hilfsmittel:** Eine Kombination aus Nackenkissen, Schlafmaske und geräuschreduzierenden Kopfhörern oder Ohrstöpseln kann Wunder wirken. Diese schaffen eine ruhigere und bequemere Umgebung, die den Schlaf fördert.
- **Leichte Schlafmittel oder natürliche Beruhigungsmittel:** Falls du Schwierigkeiten hast, einzuschlafen, kannst du leichte, rezeptfreie Schlafmittel oder natürliche Beruhigungsmittel wie Melatonin oder Baldrian ausprobieren. Es ist jedoch ratsam, diese vorher zu testen, um sicherzugehen, dass sie dir auch im Flugzeug helfen.

5. Ernährung und Hydration: Fit und frisch ankommen

Die richtige Ernährung und ausreichende Flüssigkeitszufuhr sind entscheidend, um während eines Langstreckenflugs gesund und fit zu bleiben:

- **Trinke ausreichend Wasser:** Die Luft im Flugzeug ist extrem trocken, was den Körper schneller dehydrieren lässt. Trinke regelmäßig Wasser, um hydratisiert zu bleiben. Vermeide Alkohol und Koffein, da diese Getränke zusätzlich dehydrieren.
- **Leichte Mahlzeiten:** Vermeide schwere, fettige Mahlzeiten vor und während des Fluges. Leichte Snacks wie Nüsse, Früchte oder Cracker sind ideal, um den Magen nicht zu belasten.
- **Vermeide zuckerhaltige Speisen:** Zucker kann den Blutzuckerspiegel stark schwanken lassen und dich müde oder reizbar machen. Wähle stattdessen proteinreiche Snacks, die länger satt machen und den Energielevel stabil halten.

6. Unterhaltung an Bord: Die Zeit sinnvoll nutzen

Langstreckenflüge bieten eine ideale Gelegenheit, Dinge zu tun, für die man im Alltag oft keine Zeit findet. Viele Fluggesellschaften bieten ein umfassendes Entertainment-System, aber du kannst auch deine eigenen Ideen mitbringen:

- **Filme und Serien schauen:** Nutze das Bordunterhaltungssystem oder lade dir vorher deine Lieblingsfilme oder Serien auf dein Tablet oder Smartphone.
- **Lesen:** Langstreckenflüge bieten eine großartige Gelegenheit, endlich das Buch zu lesen, das du schon so lange auf deiner Liste hast.
- **Arbeiten oder lernen:** Wenn du produktiv sein möchtest, kannst du die Zeit an Bord nutzen, um an Projekten zu arbeiten oder Sprachen zu lernen. Viele Flugzeuge bieten inzwischen WLAN an, sodass du auch online arbeiten kannst.
- **Meditation und Entspannung:** Flugreisen bieten eine gute Möglichkeit, um sich in Achtsamkeit und Meditation zu üben. Es gibt Apps, die geführte Meditationen anbieten, die dir helfen, Stress abzubauen und dich zu entspannen.

7. Jetlag vermeiden: Dein Körper im neuen Rhythmus

Langstreckenflüge gehen oft mit einem **Zeitzonenwechsel** einher, der zu Jetlag führen kann. Um deinen Körper optimal an die neue Zeitzone anzupassen, kannst du folgende Tipps befolgen:

- **Stelle deine Uhr um:** Sobald du im Flugzeug sitzt, stelle deine Uhr auf die Zeit deines Zielortes um. Dadurch bereitest du deinen Körper mental auf den neuen Rhythmus vor.
- **Passe deine Schlafzeiten an:** Versuche, während des Fluges zu schlafen, wenn es an deinem Zielort Nacht ist, und bleibe wach, wenn es dort Tag ist. Dies hilft deinem Körper, sich schneller an die neue Zeitzone zu gewöhnen.
- **Bewege dich nach der Ankunft:** Sobald du gelandet bist, versuche, dich an der frischen Luft zu bewegen. Tageslicht hilft, den biologischen Rhythmus zu regulieren und den Jetlag zu minimieren.

Fazit: Entspannt und erholt ankommen

Ein Langstreckenflug muss keine anstrengende Erfahrung sein. Mit der richtigen Vorbereitung und den richtigen Hilfsmitteln kannst du die Zeit im Flugzeug angenehm gestalten und ausgeruht an deinem Ziel ankommen. Indem du dich gut um deinen Körper kümmerst, eine entspannte Schlafumgebung schaffst und dich sinnvoll beschäftigst, wird der Langstreckenflug zu einem entspannten Teil deiner Reise.

GRUND 81–90

Erfahrungsberichte von Flugangst-Betroffenen

Persönliche Geschichten von Menschen, die ihre Angst überwunden haben

81 Martinas erste Langstreckenreise: Vom Zittern zur Gelassenheit

Martina hatte jahrelang Flugangst und vermied es, zu fliegen. Ihre Angst war so groß, dass sie bei ihrer ersten Flugreise in Tränen ausbrach, bevor sie überhaupt an Bord ging. Doch nach einem erfolgreichen Flugangstseminar und mit Atemtechniken gelang es ihr, ihre Angst zu überwinden. Heute fliegt sie regelmäßig Langstrecken, und der Flug ist für sie ein Teil des Abenteuers geworden. Sie sagt: „Ich habe gelernt, der Crew und der Technik zu vertrauen. Es war eine der besten Entscheidungen meines Lebens."

82 Sofias Veränderung: Von Panikattacken zur Ruhe

Sofia erlebte beim Fliegen schwere Panikattacken, die ihren Körper lähmten. Sie konnte weder sprechen noch sich bewegen und fühlte sich völlig hilflos. Nach mehreren gescheiterten Flugversuchen entschied sie sich, therapeutische Unterstützung in Anspruch zu nehmen. Mithilfe von Entspannungstechniken und kognitiver Verhaltenstherapie gelang es ihr, ihre Flugangst zu überwinden. „Heute setze ich mich ins Flugzeug und bin stolz auf mich, dass ich das kann. Es hat mein Leben verändert.“

83 **Lukas‘ Weg: Vom Vermeiden zum Weltentdecker**

Lukas vermied Flüge jahrelang und nahm stattdessen lange Autofahrten oder Zugreisen in Kauf, um seine Angst zu umgehen. Doch als seine Freundin einen gemeinsamen Urlaub in Asien plante, entschied er sich, seine Angst anzugehen. Mit der Unterstützung von Online-Foren und Flugangst-Programmen schaffte er es, seine erste Langstreckenreise zu absolvieren. Heute sagt er: „Die Welt steht mir offen, und das hätte ich ohne diese Entscheidung nie erlebt.“

84 **Janas sanfter Einstieg: Schritt für Schritt zum Vielflieger**

Jana begann mit kurzen Flügen innerhalb Europas, um ihre Angst zu überwinden. Sie legte großen Wert auf Vorbereitung, las Bücher über Flugangst und sprach mit Piloten, um ihre Ängste zu rationalisieren. Nach einigen erfolgreichen Kurzstreckenflügen fühlte sie sich bereit für längere Reisen. „Man muss sich Zeit geben und jeden Flug als kleinen Sieg feiern“, sagt sie. Heute genießt sie ihre Urlaubsflüge, ohne dabei ängstlich zu sein.

85 **Kevins Erfahrung: Positive Flüge durch Selbsthilfegruppen**

Kevin litt jahrelang unter extremer Flugangst und bekam Panikattacken allein beim Gedanken ans Fliegen. Eine Selbsthilfegruppe half ihm, seine Angst zu verstehen und zu bewältigen. „Ich habe gelernt, dass ich nicht allein bin, und die Unterstützung der anderen Betroffenen hat mir Kraft gegeben.“ Kevin fliegt heute angstfrei und ermutigt andere, sich nicht von der Angst beherrschen zu lassen.

86 **Saras Fortschritt durch Hypnose**

Sara hatte jahrelang extreme Flugangst und probierte verschiedene Ansätze zur Überwindung ihrer Angst aus – ohne Erfolg. Schließlich entschied sie sich für eine Hypnosetherapie, die ihr half, ihre Angst auf einer tieferen Ebene zu bewältigen. „Es war unglaublich, wie schnell ich Fortschritte gemacht habe“, berichtet sie. Nach wenigen Sitzungen fühlte sie sich bereit, wieder in ein Flugzeug zu steigen, und genießt heute das Fliegen ohne Angst.

87 **Andreas‘ pragmatischer Ansatz: Fakten statt Angst**

Andreas war von Natur aus ein ängstlicher Fluggast, der jede Kleinigkeit während des Fluges hinterfragte. Nach vielen Gesprächen mit Experten und dem Lesen von Flughandbüchern fand er seinen Weg: Er setzte sich intensiv mit den technischen Aspekten des Fliegens auseinander. „Ich wollte alles wissen – warum Turbulenzen harmlos sind, wie Flugzeuge funktionieren. Dieses Wissen hat meine Angst verschwinden lassen.“ Heute empfindet Andreas das Fliegen als reine Routine.

Wie man sich auf positive Flugerlebnisse einstellt

88 **Konzentriere dich auf die positiven Aspekte der Reise**

Eine Methode, die viele Flugangst-Betroffene nutzen, ist es, sich auf das zu freuen, was nach dem Flug kommt – sei es ein schöner Urlaub, ein Treffen mit der Familie oder ein beruflicher Erfolg. Diese Vorfreude lenkt die Aufmerksamkeit von der Angst ab und lenkt den Fokus auf das Positive.

89 **Verwandle den Flug in eine Chance für Entspannung**

Viele Menschen nutzen Flüge inzwischen als Gelegenheit, sich vom stressigen Alltag zu erholen. Verwandle das Flugzeug in deinen persönlichen „Ruheraum“. Lade beruhigende Musik herunter, bringe ein gutes Buch mit oder schau einen Film, den du schon lange sehen wolltest. Diese kleinen Ablenkungen können den Flug zu einer positiven Erfahrung machen.

90 **Schaffe Routinen, die beruhigen**

Entwickle Rituale, die dich beruhigen, bevor du fliegst und während des Fluges. Ob das das Einpacken deines Lieblingsbuches ist, eine Meditationsübung vor dem Flug oder das Hören von beruhigender Musik – Routinen helfen, das Unbekannte vorhersehbar und weniger bedrohlich zu machen.

Erfahrungen von Menschen, die ihre Flugangst überwunden haben, zeigen, dass es viele Wege gibt, Ängste zu bewältigen und das Fliegen zu einer positiven Erfahrung zu machen. Ihre Geschichten motivieren und bieten wertvolle Tipps, um sich auf zukünftige Flüge einzustellen und das Fliegen mit Freude statt Angst zu erleben.

GRUND 91–100

Warum das Fliegen den Horizont erweitert

Die schönsten Reiseziele der Welt, die man nur per Flugzeug erreichen kann

91 Die abgelegenen Inseln der Malediven

Die Malediven sind ein Traumziel, das nur mit dem Flugzeug erreichbar ist. Diese atemberaubenden Inseln mit ihren weißen Sandstränden und kristallklarem Wasser sind ein Paradies, das aus der Luft erreicht werden muss. Das Fliegen ermöglicht es, solche abgelegenen, exotischen Orte zu entdecken, die sonst unerreichbar wären.

92 Die Weite Alaskas

Alaska ist für seine unberührte Natur, Gletscher und Tierwelt bekannt. Mit dem Flugzeug kannst du tief in die Wildnis vordringen, um Orte wie Denali oder den Glacier Bay National Park zu besuchen. Diese weit entfernten Naturwunder wären ohne das Fliegen für die meisten Reisenden nicht zugänglich.

93 Die Metropolen Australiens und Neuseelands

Australien und Neuseeland sind weit entfernte Reiseziele, die man nur mit dem Flugzeug erreichen kann. Städte wie Sydney, Melbourne oder Auckland bieten eine einzigartige Mischung aus Natur und Kultur. Dank des Fliegens kann man diese fernen Orte erleben, ohne Wochen auf dem Schiff verbringen zu müssen.

94 **Die Fjorde Norwegens**

Die atemberaubenden Fjorde in Norwegen sind am besten per Flugzeug erreichbar. Von oben bietet sich ein einmaliger Blick auf die tiefen Schluchten, die das Meer ins Land schneidet. Orte wie Bergen oder der Geirangerfjord gehören zu den schönsten Naturschauplätzen der Welt und sind ein Muss für Naturliebhaber.

95 **Die Wüste von Namibia**

Die endlosen Weiten der namibischen Wüste, die roten Dünen von Sossusvlei und die raue Atlantikküste sind durch Flüge erreichbar. Diese faszinierende Wüstenlandschaft im Südwesten Afrikas bietet unvergessliche Erlebnisse und lässt sich am besten per Flugzeug entdecken, um die entlegenen, spektakulären Landschaften zu erreichen.

96 **Die unberührte Wildnis Patagoniens**

Patagonien, das am südlichsten Zipfel Südamerikas liegt, ist bekannt für seine schneebedeckten Berge, Gletscher und weitläufigen Steppen. Diese unberührte Wildnis kann nur per Flugzeug erreicht werden, was dir die Möglichkeit gibt, eines der abgelegensten und atemberaubendsten Naturgebiete der Welt zu erkunden.

Wie das Fliegen die Welt kleiner macht und Chancen eröffnet

97 **Globale Vernetzung für berufliche Chancen**

Das Fliegen hat die Welt beruflich näher zusammengebracht. Internationale Konferenzen, Geschäftstermine und Karrieremöglichkeiten in fernen Ländern sind heute dank der Luftfahrt möglich. Ohne das Fliegen wären viele berufliche Chancen in anderen Teilen der Welt unerreichbar. Es öffnet Türen für internationale Karrieren und interkulturellen Austausch.

98 **Verbindung von Familien und Freunden auf der ganzen Welt**

Fliegen ermöglicht es uns, unsere Liebsten in der Ferne zu besuchen. Ob es ein Familienmitglied ist, das auf einem anderen Kontinent lebt, oder ein enger Freund, der in einem fernen Land wohnt – das Fliegen verkürzt die Distanzen und schafft emotionale Nähe, selbst wenn physische Entfernungen groß sind.

99 **Fliegen öffnet die Tür zu neuen Kulturen und Perspektiven**

Durch das Fliegen wird es möglich, in fremde Kulturen einzutauchen, neue Sprachen zu lernen und die Lebensweise von Menschen in fernen Ländern zu verstehen. Jede Reise erweitert den eigenen Horizont und bringt uns näher an die Vielfalt und Schönheit der Welt.

100 **Die Welt in einem neuen Licht sehen**

Fliegen erweitert nicht nur den physischen Horizont, sondern auch den geistigen. Es ermöglicht uns, die Welt aus einer anderen Perspektive zu betrachten und neue Erkenntnisse über die Vielfalt der Kulturen, Menschen und Landschaften zu gewinnen. Jede Reise bringt uns neue Erfahrungen und verändert, wie wir die Welt wahrnehmen.

Das Fliegen ist mehr als nur eine Art der Fortbewegung – es ist eine Tür zu neuen Welten, Erlebnissen und Möglichkeiten. Es verkürzt Entfernungen, ermöglicht uns, die Schönheit der Welt zu entdecken, und bietet uns die Chance, über unsere Grenzen hinauszuwachsen.

KINDER UND FLIEGEN

Wie du Flugangst bei jungen Passagieren vorbeugst

Das Fliegen mit Kindern kann sowohl für Eltern als auch für die Kleinen eine Herausforderung sein, insbesondere wenn es um Flugangst geht. Kinder können empfindlich auf unbekannte Situationen und Veränderungen reagieren, was das Fliegen zu einer potenziell angstauslösenden Erfahrung machen kann. Doch mit der richtigen Vorbereitung und einer ruhigen Herangehensweise lässt sich Flugangst bei jungen Passagieren vorbeugen oder mildern. Dieses Kapitel gibt dir praktische Ratschläge, wie du den Flug mit Kindern angenehmer gestalten und ihnen die Angst vor dem Fliegen nehmen kannst.

1. Vorbereitung ist der Schlüssel: Das Fliegen erklären

Kinder fühlen sich oft sicherer, wenn sie wissen, was auf sie zukommt. Bevor ihr euch auf den Weg zum Flughafen macht, ist es sinnvoll, den Kindern zu erklären, wie ein Flug abläuft. Passe deine Erklärung an das Alter deines Kindes an und nutze einfache, beruhigende Worte:

- **Für jüngere Kinder:** Erkläre, dass ein Flugzeug wie ein großer Bus ist, der durch die Luft fliegt, um sie schnell an aufregende Orte zu bringen. Vergleiche das Gefühl beim Start und der Landung mit etwas Vertrautem, zum Beispiel einer Autofahrt über einen Hügel.

- **Für ältere Kinder:** Du kannst etwas mehr ins Detail gehen und ihnen erklären, dass Flugzeuge sehr sicher sind und Piloten und Crew gut ausgebildet sind, um sich um alle Passagiere zu kümmern. Ein kindgerechtes Buch über das Fliegen oder eine kleine Online-Dokumentation über Flugzeuge kann ebenfalls helfen, das Thema spannend und weniger bedrohlich zu machen.

Es kann auch hilfreich sein, gemeinsam zu besprechen, wie der **Ablauf am Flughafen** funktioniert – vom Check-in über die Sicherheitskontrolle bis zum Boarding – damit Kinder wissen, was sie erwartet und keine Angst vor dem Unbekannten haben.

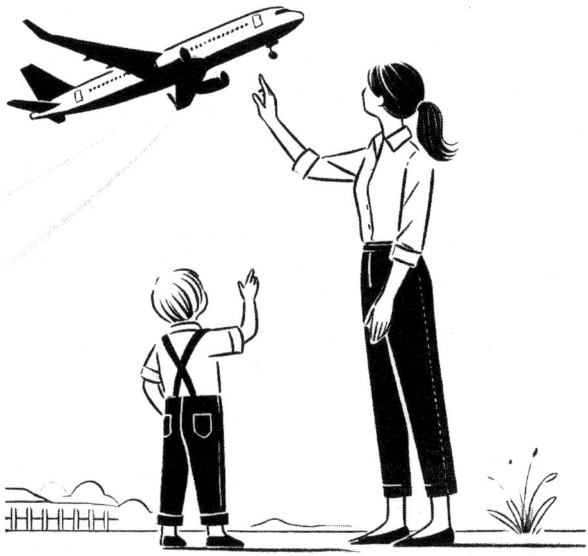

2. Neugierde statt Angst: Das Fliegen spielerisch gestalten

Eine der besten Möglichkeiten, Flugangst bei Kindern zu verhindern, ist, ihre **Neugierde zu wecken**. Kinder lieben es, neue Dinge zu entdecken, und das Fliegen kann zu einem spannenden Abenteuer werden, wenn du es spielerisch gestaltest:

- **Flugzeugspielzeug und Rollenspiele:** Nutze kleine Flugzeugmodelle oder Spielzeuge, um vor dem Flug eine **Flugreise nachzuspielen**. Das hilft Kindern, die Abläufe zu verstehen und sich mit der Idee des Fliegens vertraut zu machen. Lasst das Kind „Pilot" oder „Flugbegleiter" sein und erklärt, wie alle Passagiere sicher an ihr Ziel kommen.
- **Einblick ins Cockpit (wenn möglich):** Wenn das Flugzeug am Boden ist und das Personal es erlaubt, frag, ob ihr vor dem Start einen kurzen Blick ins Cockpit werfen könnt. Viele Piloten freuen sich, Kinder an Bord willkommen zu heißen, was helfen kann, ihre Neugierde zu befriedigen und eventuelle Ängste abzubauen.

3. Den Flug so angenehm wie möglich gestalten: Komfort ist wichtig

Gerade für Kinder kann es schwierig sein, ruhig und entspannt zu bleiben, wenn sie unbequem sitzen oder sich langweilen. Daher ist es wichtig, den Flug so angenehm wie möglich zu gestalten:

- **Bequeme Kleidung:** Achte darauf, dass dein Kind bequeme Kleidung trägt, die es ihm ermöglicht, sich frei zu bewegen. Lagenlook ist ideal, damit du je nach Temperatur im Flugzeug schnell eine Schicht hinzufügen oder entfernen kannst.
- **Snacks und Getränke:** Packe ein paar Lieblingssnacks und eine Wasserflasche ein, um Hunger und Durst während des Fluges zu stillen. Kinder fühlen sich oft wohler, wenn sie ihre gewohnten Snacks haben.
- **Lieblingsspielzeug oder Kuscheltier:** Ein vertrautes Kuscheltier oder Spielzeug kann eine große Hilfe sein, um das Kind zu beruhigen und ihm Sicherheit zu geben.
- **Kopfhörer und Unterhaltung:** Viele Kinder lieben es, während des Fluges Filme oder Serien zu schauen. Bringe kindgerechte

Kopfhörer und ein Tablet mit Lieblingsfilmen oder Spielen mit. Eine vertraute Unterhaltung kann beruhigend wirken und das Kind ablenken.

4. Mit Flugangst umgehen: Beruhigende Strategien

Falls dein Kind dennoch Angst zeigt, gibt es verschiedene Techniken, um es zu beruhigen. Der Schlüssel liegt darin, ruhig zu bleiben und ihm zu zeigen, dass du da bist, um ihm zu helfen:

- **Bleibe ruhig und entspannt:** Kinder nehmen die Emotionen ihrer Eltern schnell auf. Wenn du selbst entspannt bleibst und den Flug als etwas Normales und Sicheres darstellst, wird sich dein Kind wahrscheinlich ebenfalls entspannen.
- **Atemtechniken:** Für ältere Kinder kannst du einfache Atemtechniken anwenden. Zum Beispiel könnt ihr gemeinsam tief einatmen, bis vier zählen und dann langsam ausatmen. Dies hilft, den Körper zu beruhigen und den Stresslevel zu senken.
- **Geschichten erzählen oder Ablenkung schaffen:** Erzähle deinem Kind eine beruhigende Geschichte oder lenke es mit einem Spiel ab. Das kann helfen, den Fokus von der Angst weg auf etwas Angenehmes zu lenken.

5. Lob und positive Verstärkung: Erfolgserlebnisse schaffen

Kinder reagieren gut auf **positive Verstärkung**. Wenn dein Kind ruhig bleibt oder sich tapfer durch eine unangenehme Situation wie Start oder Turbulenzen schlägt, solltest du es loben. Diese positive Verstärkung hilft, Vertrauen aufzubauen und zu zeigen, dass das Fliegen keine bedrohliche Situation ist:

- **Lob und Anerkennung:** „Ich bin so stolz auf dich, wie mutig du bist!“ – solche Aussagen stärken das Selbstbewusstsein deines Kindes und helfen ihm, das nächste Mal noch gelassener zu fliegen.

- **Belohnung nach dem Flug:** Überlege, ob du nach dem Flug eine kleine Belohnung anbietest, zum Beispiel eine besondere Aktivität oder ein kleines Geschenk. Dies gibt dem Kind etwas, worauf es sich freuen kann.

6. Flugangst im Vorfeld erkennen: Präventiv handeln

Es gibt einige Anzeichen, die darauf hindeuten können, dass ein Kind Flugangst entwickelt. Diese können sich bereits Tage oder Wochen vor dem Flug zeigen. Wenn dein Kind häufiger Fragen zum Fliegen stellt, Anzeichen von Nervosität zeigt oder wiederholt äußert, dass es nicht fliegen möchte, solltest du frühzeitig eingreifen:

- **Offene Gespräche:** Sprich in einer ruhigen und entspannten Atmosphäre über die Ängste deines Kindes. Höre aufmerksam zu und versuche, die Gründe für die Angst herauszufinden. Es ist wichtig, die Ängste deines Kindes nicht zu ignorieren oder abzutun, sondern sie ernst zu nehmen.
- **Kleine Flüge als Übung:** Wenn möglich, können kurze Flüge als **Training** helfen, das Kind an die Flugerfahrung zu gewöhnen, ohne dass es gleich einen Langstreckenflug bewältigen muss.

7. Unterstützende Maßnahmen bei starker Flugangst

Falls dein Kind starke Flugangst entwickelt, gibt es einige professionelle Ansätze, die dir und deinem Kind helfen können. Du kannst dich an einen **Kinderpsychologen** oder **Verhaltenstherapeuten** wenden, der auf Phobien spezialisiert ist. Viele Kinder können durch gezielte Methoden wie **Spieltherapie** oder **kognitive Verhaltenstherapie** lernen, ihre Ängste zu bewältigen.

Auch **Entspannungsapps** speziell für Kinder, die auf Meditations- und Beruhigungstechniken basieren, können eine gute Unterstützung bieten, um mit Flugangst umzugehen.

Fazit: Fliegen als positive Erfahrung für Kinder

Fliegen kann für Kinder zu einem aufregenden und bereichernden Erlebnis werden, wenn sie sich sicher und gut vorbereitet fühlen. Indem du die Flugreise spielerisch und kindgerecht erklärst, ihnen Komfort bietest und auf ihre Bedürfnisse eingehst, kannst du Flugangst vorbeugen oder reduzieren. Mit etwas Geduld und der richtigen Herangehensweise wird dein Kind lernen, Fliegen nicht als beängstigende, sondern als spannende Erfahrung zu erleben – und schon bald das Reisen in die Lüfte genießen.

Der Umgang mit Flugangst in der Reiseplanung

Flugangst kann den Urlaub oft schon vor Beginn belasten. Viele Menschen, die unter Flugangst leiden, zögern, Flüge zu buchen oder entwickeln Stress und Nervosität, sobald die Reise bevorsteht. Doch mit der richtigen Planung und einigen bewährten Strategien kannst du dafür sorgen, dass deine Flugangst nicht den Urlaub bestimmt. In diesem Kapitel geben wir dir praktische Tipps, wie du eine Reise so organisieren kannst, dass der Flug stressfrei verläuft und du deinen Urlaub von Anfang an genießen kannst.

1. Frühzeitig planen: Den Stress minimieren

Eine der besten Möglichkeiten, Flugangst zu reduzieren, ist, **frühzeitig** mit der Planung der Reise zu beginnen. Je mehr Zeit du dir nimmst, desto entspannter kannst du die verschiedenen Aspekte des Urlaubs organisieren. Folgende Schritte können dir helfen, die Kontrolle zu behalten und deine Flugangst zu minimieren:

- **Flüge früh buchen:** Buche deinen Flug möglichst früh, um dir genügend Zeit zu geben, dich mental auf den Flug vorzubereiten. Außerdem kannst du so den besten Sitzplatz wählen (z. B. am Fenster oder am Gang) und musst dich nicht in letzter Minute um die Details kümmern.
- **Reiseplanung strukturieren:** Erstelle eine Checkliste mit allen Dingen, die du für den Urlaub vorbereiten musst. Diese Struktur

hilft dir, die Kontrolle über die Planung zu behalten, was deine Angst reduziert, und lenkt deine Gedanken von den Sorgen über den Flug ab.

2. Die richtige Flugzeit wählen: Was für dich am besten passt

Die Wahl der **Flugzeit** kann einen großen Unterschied machen, wenn du unter Flugangst leidest. Es gibt einige Punkte, die du bei der Buchung beachten solltest:

- **Flüge am Morgen:** Viele Menschen empfinden morgendliche Flüge als weniger stressig, da die Wahrscheinlichkeit von Turbulenzen in den frühen Stunden oft geringer ist. Außerdem kann es hilfreich sein, den Flug früh am Tag zu haben, damit du nicht den ganzen Tag auf den Moment des Abflugs warten musst.
- **Direktflüge bevorzugen:** Wenn möglich, wähle einen **Direktflug**, um Zwischenstopps zu vermeiden, die zusätzliche Unsicherheiten mit sich bringen können. Je kürzer die Zeit, die du in der Luft verbringst, desto besser. Zudem kannst du dich nach der Landung sofort auf den Urlaub konzentrieren, anstatt eine weitere Etappe zu bewältigen.

3. Die Fluggesellschaft auswählen: Komfort und Sicherheit an erster Stelle

Nicht alle Fluggesellschaften bieten das gleiche Maß an Komfort, was für Menschen mit Flugangst besonders wichtig ist. Bei der Auswahl der Airline kannst du auf folgende Punkte achten:

- **Fluggesellschaften mit gutem Service:** Informiere dich im Voraus über Fluggesellschaften, die für ihren freundlichen und unterstützenden Service bekannt sind. Eine aufmerksame Crew kann einen großen Unterschied machen, wenn es darum geht, sich während des Fluges sicher zu fühlen.

- **Moderne Flugzeuge:** Wähle nach Möglichkeit Fluggesellschaften, die moderne Flugzeugtypen verwenden. Diese sind nicht nur effizienter und umweltfreundlicher, sondern oft auch leiser und bieten eine ruhigere Flugerfahrung.

4. Vor dem Flug entspannen: Rituale für eine stressfreie Vorbereitung

Die Zeit vor dem Abflug kann besonders stressig sein, wenn Flugangst im Spiel ist. Daher ist es wichtig, schon vor dem Flug Maßnahmen zu ergreifen, um entspannt zu bleiben. Hier sind einige Tipps:

- **Entspannungstechniken üben:** Nutze die Zeit vor der Reise, um **Entspannungstechniken** zu lernen, die dir während des Fluges helfen können. Dazu gehören tiefes Atmen, progressive Muskelentspannung oder Meditation. Indem du diese Techniken im Alltag übst, kannst du sie auch während des Fluges leichter anwenden.
- **Am Tag vor dem Flug gut schlafen:** Schlafmangel verstärkt Angst und Nervosität. Versuche, am Tag vor dem Flug ausreichend Schlaf zu bekommen. Vermeide koffeinhaltige Getränke und schweres Essen am Abend, um gut auszuruhen.
- **Rechtzeitig zum Flughafen fahren:** Plane genügend Zeit ein, um entspannt am Flughafen anzukommen. Stress durch Zeitdruck kann Flugangst verstärken. Wenn du früh am Flughafen bist, kannst du dich in Ruhe auf den Flug vorbereiten, ohne hetzen zu müssen.

5. Positive Assoziationen mit dem Fliegen schaffen

Ein wichtiger Schritt zur Bewältigung von Flugangst ist es, das Fliegen mit positiven Erlebnissen zu verknüpfen. Indem du den Flug als Teil deines Urlaubs siehst, kannst du deine Perspektive ändern:

- **Vorfreude auf den Urlaub fokussieren:** Denke daran, dass der Flug dich zu einem schönen Ziel bringt. Konzentriere dich auf die Vorfreude auf den Urlaub, anstatt auf die Angst vor dem Flug. Visualisiere, wie du am Strand entspannst, neue Städte entdeckst oder Zeit mit deinen Liebsten verbringst.
- **Belohnungen einbauen:** Plane nach dem Flug eine kleine Belohnung für dich selbst ein – sei es ein Besuch in einem tollen Restaurant oder ein Ausflug am Urlaubsort. Diese kleinen Freuden können dir helfen, dich auf das Positive zu konzentrieren.

6. Praktische Tipps für den Flugtag

Wenn der Tag des Fluges gekommen ist, gibt es einige praktische Tipps, die dir helfen können, den Flugtag so entspannt wie möglich zu gestalten:

- **Leichtes Essen:** Vermeide schweres Essen vor dem Flug. Leichte, gut verdauliche Mahlzeiten helfen dir, dich wohler zu fühlen und vermeiden Verdauungsprobleme, die während des Fluges unangenehm sein können.
- **Ablenkung mitbringen:** Packe Dinge ein, die dich ablenken und beruhigen. Ein gutes Buch, eine spannende Serie oder Musik können helfen, den Fokus von der Angst wegzulenken. Lasse dich in die Geschichte eines Films oder eines Hörbuchs eintauchen, um die Zeit schneller vergehen zu lassen.
- **Atmen und bewegen:** Denke daran, regelmäßig zu atmen und dich zu bewegen. Atme langsam und tief, um deine Nerven zu beruhigen. Auch leichte Bewegung wie das Drehen der Füße oder das Strecken der Beine hilft, Verspannungen zu lösen und die Blutzirkulation zu fördern.

7. Unterstützung einholen: Fliegen mit Begleitung

Manchmal hilft es, nicht allein zu reisen. Wenn du weißt, dass du Flugangst hast, kann es beruhigend sein, mit jemandem zu fliegen, dem du vertraust. Eine **Begleitperson** kann dich ablenken, beruhigen und dir während des Fluges ein Gefühl der Sicherheit geben. Ob Partner, Freunde oder Familienmitglieder – die Gesellschaft einer vertrauten Person kann den Unterschied machen.

Wenn du alleine fliegst, kannst du auch das Kabinenpersonal informieren, dass du unter Flugangst leidest. Die Crew ist geschult, um in solchen Situationen unterstützend zu wirken, und kann dir helfen, den Flug angenehmer zu gestalten.

8. Nach der Ankunft: Urlaub von Anfang an genießen

Sobald du gelandet bist, ist es wichtig, dass du dich auf das Wesentliche konzentrierst: Deinen Urlaub zu genießen. Der Flug ist vorbei, und du kannst dich nun darauf freuen, neue Erfahrungen zu machen, zu entspannen und Abenteuer zu erleben. Denk daran, wie viel du schon geschafft hast, indem du deine Flugangst über wunden hast.

Fazit: Stressfreie Urlaubsplanung trotz Flugangst

Flugangst muss nicht bedeuten, dass du auf Reisen verzichten musst. Mit der richtigen Reiseplanung und Vorbereitung kannst du deine Ängste in den Griff bekommen und deinen Urlaub von Anfang an genießen. Indem du frühzeitig planst, positive Assoziationen mit dem Fliegen schaffst und dir selbst Zeit und Raum gibst, um dich zu entspannen, wird der Flug zu einem angenehmen Teil der Reise. Denke daran, dass jede Flugreise eine neue Chance ist, deine Flugangst weiter zu bewältigen und dich auf das zu konzentrieren, was wirklich wichtig ist: den Urlaub!

Wie du das Beste aus deinem Flugerlebnis herausholst

Das Flugerlebnis kann stark variieren – von einem einfachen Transportmittel bis hin zu einer luxuriösen Reise. Selbst wenn du nicht in der Business- oder First Class fliegst, gibt es viele Möglichkeiten, deinen Flug komfortabler und angenehmer zu gestalten. Dieses Kapitel gibt dir praktische Tipps, wie du dein Flugerlebnis maximieren kannst, unabhängig davon, in welcher Klasse du reist. Wir schauen uns an, wie du mit kleinen Tricks Upgrades bekommst, die besten Airlines wählst und den Komfort an Bord steigerst.

1. So bekommst du Upgrades: Clever und strategisch reisen

Upgrades von der Economy in die Business Class oder sogar in die First Class sind der Traum vieler Reisender. Auch wenn es nicht garantiert ist, gibt es einige Strategien, die deine Chancen auf ein Upgrade erhöhen:

- **Vielfliegerprogramme nutzen:** Melde dich bei Vielfliegerprogrammen der Airlines an, auch wenn du nur gelegentlich fliegst. Diese Programme bieten oft Vorteile wie bevorzugtes Boarding, zusätzliche Gepäckfreimengen und bessere Chancen auf Upgrades. Besonders wenn du häufig mit derselben Airline fliegst, steigen deine Chancen auf ein Upgrade mit zunehmendem Status.

- **Flüge außerhalb der Stoßzeiten buchen:** Wenn du Flüge in weniger stark frequentierten Zeiten buchst (zum Beispiel frühmorgens oder spätabends), sind die Chancen höher, dass es freie Plätze in der Business oder First Class gibt. Airlines neigen dazu, Passagiere in schwach besetzten Flügen eher upzugraden.
- **Höflich fragen:** Wenn du am Check-in-Schalter oder beim Boarding freundlich nach einem Upgrade fragst, kann dies oft positive Ergebnisse haben – vor allem, wenn der Flug überbucht ist. Es gibt keine Garantie, aber ein freundliches Auftreten und ein Lächeln können Wunder wirken.
- **Upgrades mit Meilen kaufen:** Wenn du Meilen gesammelt hast, kannst du diese für Upgrades verwenden. Oftmals sind Upgrades mit Meilen deutlich günstiger als das direkte Buchen eines Business-Class-Tickets.

2. Die besten Airlines für Komfort und Service

Nicht alle Fluggesellschaften bieten denselben Komfort. Einige Airlines legen besonders viel Wert auf den Service an Bord, selbst in der Economy Class. Hier sind einige der besten Airlines für ein komfortables Flugerlebnis:

- **Singapore Airlines:** Diese Airline ist weltweit für ihren exzellenten Service und Komfort bekannt, auch in der Economy Class. Großzügige Sitzabstände, hochwertiges Essen und aufmerksamer Service machen sie zu einer Top-Wahl.
- **Emirates:** Emirates bietet auf vielen Flügen eine überdurchschnittliche Beinfreiheit und moderne Unterhaltungssysteme. Die Business und First Class der Airline zählen zu den luxuriösesten weltweit, mit privaten Suiten und erstklassigem Bordservice.
- **Qatar Airways:** Diese Airline zeichnet sich durch hervorragenden Komfort in allen Klassen aus. Die Economy Class bietet

ergonomische Sitze, großzügigen Sitzabstand und hochwertige Verpflegung.

- **ANA (All Nippon Airways):** Diese japanische Fluggesellschaft bietet einen herausragenden Service, gepaart mit großem Komfort. Selbst in der Economy Class erwartet dich hervorragendes Essen und sehr zuvorkommendes Personal.
- **Turkish Airlines:** Besonders auf Langstreckenflügen bietet Turkish Airlines einen exzellenten Service in der Economy Class mit großzügigen Sitzabständen und außergewöhnlichem Essen.

Wenn Komfort und Service für dich eine hohe Priorität haben, kann es sich lohnen, etwas mehr zu zahlen und mit einer dieser Airlines zu fliegen.

3. Mehr Beinfreiheit: So sitzt du bequem auf langen Flügen

Einer der größten Beschwerden bei Flugreisen, vor allem in der Economy Class, ist der begrenzte Platz. Doch es gibt einige Möglichkeiten, wie du mehr Beinfreiheit genießen kannst:

- **Sitze mit mehr Beinfreiheit buchen:** Viele Fluggesellschaften bieten gegen einen Aufpreis **„Economy Plus“**- oder **„Extra Legroom“**-Sitze an, die mehr Platz bieten. Diese Sitze befinden sich oft an den Notausgängen oder in den vorderen Reihen. Auch wenn sie etwas teurer sind, können sie bei einem Langstreckenflug einen großen Unterschied machen.
- **Sitzplätze am Notausgang:** Wenn du körperlich in der Lage bist, im Notfall zu helfen, sind die Sitze an den Notausgängen eine ausgezeichnete Wahl für mehr Beinfreiheit. Diese Plätze bieten oft deutlich mehr Raum, allerdings musst du bereit sein, im Notfall Anweisungen zu befolgen.
- **Sitzplatzstrategie bei der Buchung:** Viele Fluggesellschaften bieten dir bei der Buchung die Möglichkeit, deinen Sitzplatz zu

wählen. Vermeide Plätze in der Nähe der Toiletten oder in den hinteren Reihen, da es dort oft enger und lauter ist. Nutze Websites wie **SeatGuru**, um die besten Plätze in deinem Flugzeugmodell zu finden.

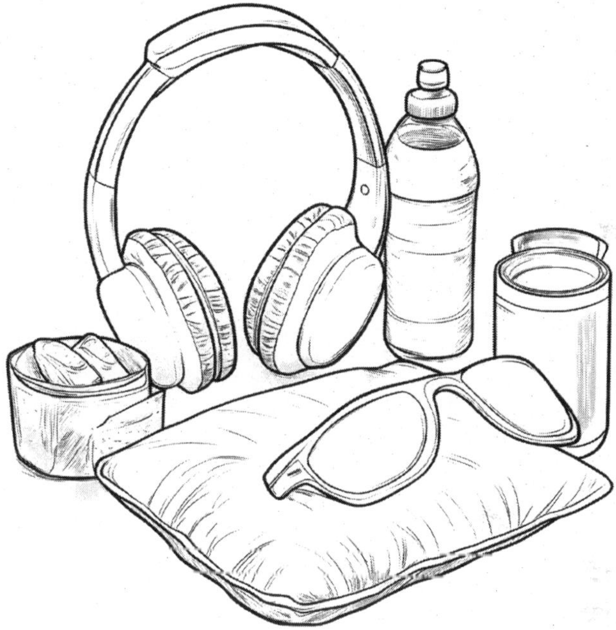

4. Kulinarische Erlebnisse: So verbesserst du das Essen an Bord

Das Essen an Bord von Flugzeugen hat oft einen schlechten Ruf, doch es gibt Möglichkeiten, deine kulinarische Erfahrung zu verbessern:

- **Spezialmenüs vorbestellen:** Viele Airlines bieten spezielle Mahlzeiten wie **vegetarische**, **vegane** oder **koschere Menüs** an, die oft frischer und hochwertiger zubereitet werden. Diese Spezialmenüs müssen in der Regel vorab bestellt werden und bieten eine angenehme Alternative zum Standard-Essen.

- **Snacks mitbringen:** Auch wenn du auf die Bordverpflegung angewiesen bist, kannst du dir mit ein paar eigenen Snacks den Flug angenehmer gestalten. Nüsse, Trockenfrüchte, Müsliriegel oder Schokolade sind perfekt, um den kleinen Hunger zwischendurch zu stillen.
- **Wasser und Getränke:** Die Luft im Flugzeug ist sehr trocken, daher ist es wichtig, ausreichend zu trinken. Bringe eine leere Wasserflasche mit, die du nach der Sicherheitskontrolle auffüllen kannst. So hast du immer ausreichend Wasser zur Verfügung, ohne ständig auf das Bordpersonal angewiesen zu sein.

5. Unterhaltung an Bord: So vertreibst du dir die Zeit

Eine gute Unterhaltung kann einen langen Flug deutlich angenehmer machen. Auch wenn viele Fluggesellschaften exzellente Unterhaltungssysteme anbieten, kannst du durch eine gute Vorbereitung sicherstellen, dass dir niemals langweilig wird:

- **Eigene Unterhaltung mitbringen:** Lade vor dem Flug Filme, Serien, Podcasts oder Hörbücher auf dein Tablet oder Smartphone herunter. Viele Streaming-Dienste bieten mittlerweile die Möglichkeit, Inhalte offline zu speichern, sodass du während des gesamten Fluges Unterhaltung hast.
- **Kopfhörer mit Geräuschunterdrückung:** Flugzeuge sind laut, und billige Kopfhörer bieten oft keine gute Klangqualität. Investiere in **Kopfhörer mit aktiver Geräuschunterdrückung**, um Umgebungsgeräusche auszublenden und ein immersiveres Unterhaltungserlebnis zu genießen.
- **E-Reader oder Bücher:** Wenn du gerne liest, packe ein Buch oder einen E-Reader ein. E-Reader haben den Vorteil, dass du mehrere Bücher auf einem Gerät speichern kannst, sodass du für jede Stimmung die passende Lektüre dabeihast.

6. Ruhe und Entspannung: Wie du während des Fluges besser schläfst

Ruhe und Entspannung während des Fluges sind besonders wichtig, um erholt am Zielort anzukommen. Hier sind einige Tipps, um an Bord besser schlafen zu können:

- **Nackenkissen und Schlafmaske:** Investiere in ein gutes Nackenkissen, das deinen Kopf stützt, sowie eine bequeme Schlafmaske, die das Licht abhält. Diese kleinen Extras können einen großen Unterschied machen, wenn es darum geht, auf langen Flügen etwas Schlaf zu bekommen.
- **Ohrenstöpsel oder geräuschreduzierende Kopfhörer:** Flugzeuge sind oft laut, besonders wenn du in der Nähe von Triebwerken sitzt. **Ohrenstöpsel** oder geräuschreduzierende Kopfhörer helfen dir, dich besser zu entspannen und unerwünschte Geräusche auszublenden.
- **Schlafmittel oder natürliche Hilfsmittel:** Wenn du Schwierigkeiten hast, während des Fluges zu schlafen, kannst du leichte Schlafmittel oder natürliche Beruhigungsmittel wie **Melatonin** oder **Baldrian** in Erwägung ziehen. Diese sollten jedoch vorher getestet werden, um sicherzustellen, dass sie auch für dich geeignet sind.

Fazit: Komfort und Luxus für jedes Budget

Komfort und Luxus in der Luft müssen nicht immer teuer sein. Mit der richtigen Vorbereitung, cleveren Buchungstipps und ein paar kleinen Extras kannst du dein Flugerlebnis in jeder Klasse erheblich verbessern. Ob du mehr Beinfreiheit brauchst, besseres Essen genießen möchtest oder einfach nur gut unterhalten und ausgeruht an deinem Ziel ankommen willst – es gibt viele Wege, das Beste aus deinem Flug herauszuholen und den Komfort an Bord zu maximieren.

So fliegen Vierbeiner stressfrei

Für viele Menschen sind Haustiere mehr als nur Tiere – sie sind Familienmitglieder. Ob es sich um einen Umzug, eine Reise in den Urlaub oder eine Notwendigkeit handelt, immer mehr Menschen entscheiden sich dafür, ihre geliebten Vierbeiner mit auf Flugreisen zu nehmen. Doch das Fliegen mit Haustieren erfordert eine sorgfältige Planung und Vorbereitung, um sowohl das Tier als auch den Besitzer stressfrei ans Ziel zu bringen. In diesem Kapitel findest du hilfreiche Tipps und Ratschläge, wie du deine Flugreise mit deinem Haustier so angenehm und sicher wie möglich gestalten kannst.

1. Vor der Reise: Rechtzeitige Vorbereitung ist entscheidend

Das Reisen mit Haustieren erfordert **frühzeitige Planung**, um sicherzustellen, dass du alle erforderlichen Papiere, Impfungen und Transportmittel organisiert hast. Hier sind einige wichtige Schritte, die du im Vorfeld beachten solltest:

- **Impfungen und Gesundheitsbescheinigungen:** Die meisten Airlines verlangen einen aktuellen **Gesundheitsnachweis** von einem Tierarzt, der bestätigt, dass dein Haustier gesund und reisefähig ist. Viele Länder haben zudem strikte **Einreisebestimmungen**, die bestimmte Impfungen, Entwurmungen oder eine Quarantäne vorschreiben, insbesondere bei internationalen Flügen. Informiere dich frühzeitig über die **Einreisebestimmungen deines Ziellandes**.

- **Mikrochip und Kennzeichnung:** Achte darauf, dass dein Haustier einen **Mikrochip** hat, der international lesbar ist, und dass es ordnungsgemäß registriert ist. Einige Länder verlangen, dass der Mikrochip bestimmte Standards erfüllt. Auch ein **Namensschild mit deiner Kontaktadresse** am Halsband ist ratsam, falls dein Tier verloren geht.
- **Reisebox oder Transporttasche:** Wähle eine **flugtaugliche Transportbox** oder -tasche, die den Vorschriften der Airline entspricht. Die Transportbox sollte groß genug sein, damit dein Tier bequem stehen, sich hinlegen und drehen kann. Viele Airlines verlangen, dass die Box bestimmte Sicherheitsstandards erfüllt, wie z. B. eine stabile Konstruktion und eine ausreichende Belüftung. Gewöhne dein Haustier einige Wochen vor dem Flug an die Transportbox, damit es sich während der Reise sicher und wohl fühlt.

2. Haustierfreundliche Airlines: Die besten Optionen für deinen Vierbeiner

Nicht alle Airlines bieten die gleichen Standards für den Transport von Haustieren an, und es gibt große Unterschiede in Bezug auf Komfort, Kosten und Bestimmungen. Einige Airlines sind besonders haustierfreundlich und bieten sogar spezielle Services für Tiere an. Hier sind einige der **besten haustierfreundlichen Airlines**:

- **Lufthansa:** Lufthansa bietet spezielle Programme für den **Transport von Haustieren in der Kabine** (für kleinere Tiere) und im Frachtraum an. Die Airline ist bekannt für ihre haustierfreundlichen Richtlinien und die Sicherheit der Tiere.
- **KLM:** KLM erlaubt kleinere Haustiere in der Kabine und bietet spezielle Frachträume für größere Tiere, die als besonders sicher gelten. Zudem stellt KLM auf Langstreckenflügen sicher, dass Tiere während eines Zwischenstopps versorgt werden.

- **Air France:** Diese Airline erlaubt Haustiere in der Kabine (bis zu 8 kg einschließlich Transporttasche) und bietet auf Langstreckenflügen tierfreundliche Betreuung an.
- **United Airlines:** Die US-amerikanische Fluggesellschaft hat ein **„PetSafe"-Programm**, das den sicheren Transport von Haustieren im Frachtraum ermöglicht. Dabei handelt es sich um spezielle Abteile mit Temperatur- und Luftdruckkontrollen.
- **Delta Airlines:** Delta bietet flexible Optionen für den Transport von Haustieren in der Kabine oder im Frachtraum an und ist für seinen haustierfreundlichen Service bekannt.

Es ist ratsam, die Bestimmungen der jeweiligen Airline sorgfältig zu prüfen, da diese je nach Strecke, Flugzeugtyp und Flugklasse unterschiedlich sein können.

3. Welche Bestimmungen gelten für den Transport in der Kabine und im Frachtraum?

Die Beförderung von Haustieren hängt in der Regel vom **Gewicht** und der **Größe** des Tieres ab. Kleinere Haustiere, wie Katzen, kleine Hunde oder Kaninchen, dürfen in der Regel in der Kabine mitreisen, wenn sie in eine geeignete Transportbox passen. Größere Haustiere müssen oft im **klimatisierten Frachtraum** reisen. Hier sind einige wichtige Punkte:

- **In der Kabine:**
  - Die meisten Airlines erlauben Haustiere in der Kabine, wenn das **Gewicht des Tieres samt Transportbox** eine bestimmte Grenze nicht überschreitet (in der Regel zwischen 7 und 10 kg).
  - Die **Transporttasche** muss in den Stauraum unter dem Sitz passen. Das Tier muss während des gesamten Fluges in der Tasche bleiben.
  - Die Kosten für das Mitführen eines Haustiers in der Kabine variieren je nach Fluggesellschaft und Strecke.

- **Im Frachtraum:**
  - Größere Haustiere, die das Gewichtslimit für die Kabine überschreiten, müssen im Frachtraum reisen. Dies geschieht in speziellen, klimatisierten Bereichen des Flugzeugs, die für den sicheren Transport von Tieren ausgelegt sind.
  - Sorge dafür, dass die **Transportbox gut gepolstert** ist und mit Wasser versorgt wird. Einige Airlines bieten spezielle Services an, um sicherzustellen, dass die Tiere während des Fluges betreut werden.
- **Emotional Support Animals und Servicehunde:** Viele Airlines gestatten die Mitnahme von **Servicehunden** oder **Emotional Support Animals** ohne Aufpreis, wenn entsprechende Dokumente vorgelegt werden. Die Bestimmungen für diese Tiere sind jedoch strenger geworden, und es wird oft eine spezielle Zertifizierung verlangt.

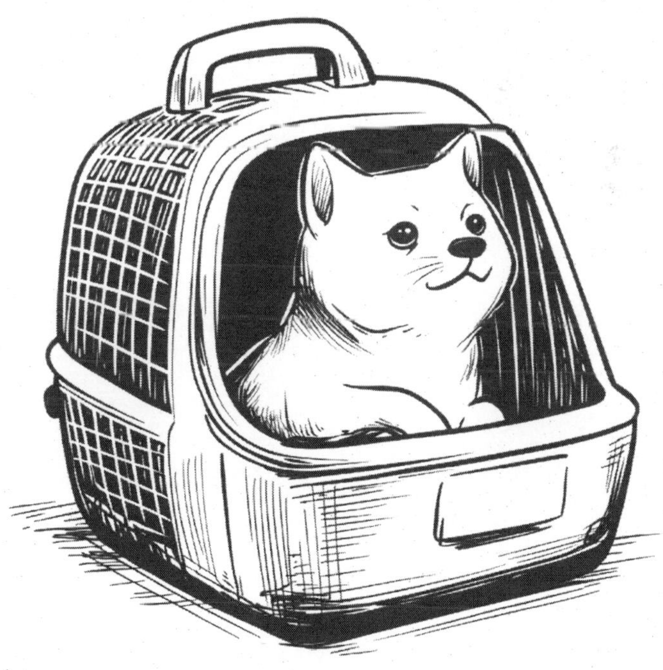

4. Den Flugtag stressfrei gestalten: Tipps für den Flug

Sowohl für dein Haustier als auch für dich selbst ist es wichtig, den Flugtag gut vorzubereiten. Hier sind einige Tipps, die den Flug stressfreier gestalten:

- **Vor dem Flug:** Stelle sicher, dass dein Tier vor dem Flug ausreichend Bewegung hat, damit es entspannt ist. Füttere es einige Stunden vor dem Flug, damit es satt, aber nicht zu schwer im Magen liegt. Lass es kurz vor dem Boarding noch einmal zur Toilette gehen.
- **Während des Fluges:** Wenn dein Haustier in der Kabine reist, sprich ruhig mit ihm und versuche, es durch sanftes Streicheln oder leise Worte zu beruhigen. Achte darauf, dass es während des Fluges ausreichend Wasser hat, vor allem auf Langstreckenflügen.
- **Medikamente oder Beruhigungsmittel:** Konsultiere deinen Tierarzt, bevor du deinem Haustier **Beruhigungsmittel** gibst. Einige Tiere reagieren empfindlich auf solche Medikamente, und es wird nicht immer empfohlen, sie auf Flügen zu verwenden.

5. Ankunft am Zielort: Anpassung und Wohlbefinden deines Haustiers

Nach dem Flug ist es wichtig, dass sich dein Haustier so schnell wie möglich wohlfühlt. Hier sind einige Schritte, die du nach der Ankunft unternehmen solltest:

- **Ruhe und Sicherheit bieten:** Dein Haustier wird nach dem Flug möglicherweise gestresst oder verunsichert sein. Biete ihm sofort einen sicheren und ruhigen Platz an, um sich zu erholen.
- **Flüssigkeitszufuhr:** Gib deinem Haustier sofort Wasser und sorge dafür, dass es ausreichend trinkt, besonders nach einem langen Flug.

- **Vertraute Gegenstände:** Bringe vertraute Gegenstände wie Decken oder Spielzeuge mit, um deinem Haustier ein Gefühl der Vertrautheit zu geben.

6. Internationale Reisen: Was du beachten musst

Internationale Reisen mit Haustieren erfordern oft zusätzliche Vorbereitung und Papierkram. Hier sind einige der wichtigsten Dinge, die du bei internationalen Reisen beachten solltest:

- **Einreisebestimmungen:** Jedes Land hat seine eigenen Einreisevorschriften für Haustiere, darunter Impfungen, Gesundheitszeugnisse und manchmal Quarantäneanforderungen. Stelle sicher, dass du alle erforderlichen Unterlagen im Voraus besorgst.
- **Quarantäneanforderungen:** In einigen Ländern müssen Haustiere nach der Einreise eine bestimmte Zeit in Quarantäne verbringen. Informiere dich im Voraus, ob das Zielland solche Anforderungen hat, und plane entsprechend.
- **Chip und Registrierung:** In vielen Ländern ist ein international lesbarer Mikrochip Pflicht. Stelle sicher, dass dein Haustier gechippt ist und die Informationen auf dem neuesten Stand sind.

Fazit: Sicher und stressfrei mit Haustieren fliegen

Das Reisen mit Haustieren kann eine Herausforderung sein, aber mit der richtigen Vorbereitung und Planung ist es möglich, die Reise für alle Beteiligten stressfrei zu gestalten. Ob in der Kabine oder im Frachtraum – sorge dafür, dass dein Haustier gut versorgt, sicher und ruhig ist. Indem du haustierfreundliche Airlines auswählst, alle notwendigen Dokumente und Vorkehrungen triffst und dein Tier optimal vorbereitest, wird die Flugreise mit deinem Vierbeiner zu einer angenehmen Erfahrung.

BONUSKAPITEL

Interview mit einem erfahrenen Piloten

Einblicke in den Alltag eines Piloten und Tipps gegen Flugangst

Für dieses Bonuskapitel haben wir mit einem erfahrenen Piloten gesprochen, der uns einen exklusiven Einblick in seinen Arbeitsalltag und wertvolle Tipps gegen Flugangst gegeben hat. Unser Gesprächspartner, Kapitän Markus S., fliegt seit über 20 Jahren für eine große internationale Fluggesellschaft und hat tausende Flugstunden auf Lang- und Kurzstreckenflügen gesammelt.

Frage: Wie sieht ein typischer Tag im Leben eines Piloten aus?

Markus S.:

„Ein typischer Arbeitstag beginnt für uns Piloten oft mehrere Stunden vor dem eigentlichen Flug. Zuerst besprechen wir die Flugroute, das Wetter und eventuelle Besonderheiten des Fluges im Briefing. Dabei arbeiten wir eng mit dem Co-Piloten und der Crew zusammen, um sicherzustellen, dass alle auf dem neuesten Stand sind. Die Vorbereitung ist das A und O, denn sie sorgt dafür, dass wir auf alle Eventualitäten vorbereitet sind.

Nach dem Briefing gehen wir zum Flugzeug und überprüfen die technischen Daten sowie die Flugpläne. Der Start ist einer der intensivsten Momente, da wir uns voll auf das Flugzeug, die Triebwerke und die Wetterbedingungen konzentrieren müssen. Sobald wir in der Reiseflughöhe sind, beruhigt sich alles, und wir überwachen die Systeme, während der Autopilot die Flugroute übernimmt.

Vor der Landung wird es dann wieder etwas arbeitsreicher, da wir das Flugzeug in die sichere Landeposition bringen und die Crew auf die bevorstehenden Schritte vorbereiten."

Frage: Was sind die größten Missverständnisse, die Passagiere über Piloten und den Flug haben?

Markus S.:

„Ein häufiges Missverständnis ist, dass die Passagiere denken, der Autopilot fliegt das Flugzeug komplett allein, und wir sitzen einfach nur da. In Wirklichkeit sind wir ständig aktiv. Wir überwachen den Flug, analysieren Wetterdaten und stehen in engem Kontakt mit der Flugsicherung. Der Autopilot ist nur eine Unterstützung, die uns erlaubt, in ruhigen Phasen die Konzentration auf andere wichtige Aufgaben zu richten.

Ein weiteres Missverständnis betrifft Turbulenzen. Viele Passagiere denken, dass Turbulenzen gefährlich sind oder das Flugzeug außer Kontrolle geraten könnte. In Wahrheit sind Turbulenzen nur Luftbewegungen, und wir Piloten wissen genau, wie wir sie sicher durchfliegen. Moderne Flugzeuge sind so konstruiert, dass sie Turbulenzen problemlos standhalten können."

Frage: Haben Sie Tipps für Passagiere mit Flugangst?

Markus S.:

„Der erste Tipp, den ich geben kann, ist: Vertraue der Technik und der Crew. Flugzeuge sind die sichersten Verkehrsmittel der Welt, und wir durchlaufen strenge Schulungen, um auf jede erdenkliche Situation vorbereitet zu sein. Wenn du fliegst, hast du das bestmögliche Team an Bord, das alles tut, um deine Sicherheit zu gewährleisten.

Ein weiterer Tipp ist, sich bewusst zu machen, dass viele der Geräusche und Bewegungen im Flugzeug ganz normal sind. Zum Beispiel das Rauschen der Triebwerke, die Bewegung der Landeklappen oder kleine Erschütterungen während des Fluges – all das gehört dazu. Wenn du dir vor dem Flug Wissen über die Abläufe an Bord aneignest, kannst du deine Angst oft erheblich reduzieren.

Außerdem empfehle ich, während des Fluges einfache Entspannungstechniken zu nutzen, wie tiefes Atmen oder Meditation. Ablenkung ist auch ein gutes Mittel gegen Angst – ob du ein Buch liest, einen Film schaust oder Musik hörst, lenke deine Gedanken auf etwas Positives. Und denk daran: Jeder Flug bringt dich einem tollen Ziel näher!"

Frage: Haben Sie persönlich schon einmal einen ernsten Zwischenfall erlebt, und wie gehen Sie mit solchen Situationen um?

Markus S.:

„Zum Glück sind ernsthafte Zwischenfälle extrem selten, aber wie jeder Pilot habe ich in meiner Laufbahn schon schwierige Situationen erlebt, wie etwa starkes Unwetter oder technische Probleme. In solchen Fällen kommt es darauf an, ruhig zu bleiben und auf die Ausbildung und Erfahrung zu vertrauen. Wir Piloten trainieren ständig Notfälle im Simulator, sodass wir im Ernstfall vorbereitet sind. Die größte Herausforderung ist es, auch in stressigen Momenten die Ruhe zu bewahren, denn nur so können wir sicherstellen, dass die richtigen Entscheidungen getroffen werden."

Frage: Wie bereiten Sie sich mental auf einen Flug vor, insbesondere auf lange Streckenflüge?

Markus S.:

„Die mentale Vorbereitung ist für mich genauso wichtig wie die technische Überprüfung des Flugzeugs. Vor einem langen Flug nehme ich mir Zeit, mich zu fokussieren und sicherzustellen, dass ich ausreichend ausgeruht bin. Ausreichend Schlaf und eine ausgewogene Ernährung spielen dabei eine wichtige Rolle. Im Cockpit hilft mir eine klare Routine, mich mental auf den Flug einzustellen. Ich gehe jeden Schritt im Kopf durch, überprüfe die Route und das Wetter und bespreche mit dem Co-Piloten mögliche Szenarien. Es ist wichtig, sich auf alles vorzubereiten, aber auch flexibel zu bleiben."

Frage: Wie gehen Sie mit Stress oder unerwarteten Situationen während des Fluges um?

Markus S.:

„Unerwartete Situationen kommen in der Fliegerei vor, aber der Schlüssel ist, ruhig und rational zu bleiben. Die umfangreiche Ausbildung und die vielen Trainings helfen uns, auch unter Druck schnell die richtigen Entscheidungen zu treffen. Es gibt immer Protokolle, denen wir folgen, aber jede Situation erfordert auch ein Maß an Flexibilität. Wenn es beispielsweise zu technischen Problemen oder schwierigen Wetterbedingungen kommt, arbeiten wir als Team und analysieren die Situation Schritt für Schritt. Das Wichtigste ist, die Ruhe zu bewahren, denn Panik bringt in keiner Situation etwas."

Frage: Können Sie ein Beispiel für eine herausfordernde Situation geben, die Sie gemeistert haben?

Markus S.:

„Einmal hatten wir während eines Langstreckenflugs plötzlich eine technische Störung im Hydrauliksystem. Solche Situationen sind zwar selten, aber genau darauf sind wir vorbereitet. Zusammen mit meinem Co-Piloten haben wir die Protokolle durchgearbeitet und uns entschieden, das Flugzeug auf eine alternative Route zu lenken und eine sichere Landung auf einem nahegelegenen Flughafen durchzuführen. Die Kommunikation mit der Crew und den Passagieren war in diesem Moment besonders wichtig. Am Ende ist alles reibungslos verlaufen, und der Vorfall hat mir wieder gezeigt, wie wichtig Teamarbeit und Training in solchen Situationen sind."

Frage: Was denken Sie, warum viele Menschen Flugangst haben, obwohl das Fliegen so sicher ist?

Markus S.:

„Ich glaube, es hat viel mit dem Gefühl des Kontrollverlustes zu tun. Die meisten Menschen haben im Alltag die Kontrolle über das, was sie tun, aber im Flugzeug geben sie diese Kontrolle an uns Piloten und die Technik ab. Dazu kommt, dass viele nicht genau wissen, wie sicher das Fliegen tatsächlich ist. Geräusche, Bewegungen oder Turbulenzen können für Passagiere, die wenig darüber wissen, bedrohlich wirken. Sobald man mehr über die Hintergründe versteht und Vertrauen in die Technik und die Crew entwickelt, verschwindet ein großer Teil dieser Angst."

Frage: Was sollten Passagiere über Turbulenzen wissen?

Markus S.:

„Turbulenzen sind eines der häufigsten Phänomene, die Passagiere beunruhigen. Aber ich kann versichern, dass Turbulenzen absolut ungefährlich sind. Es fühlt sich manchmal unangenehm an, aber das Flugzeug ist darauf ausgelegt, diese Luftströmungen problemlos zu durchfliegen. Wir Piloten bekommen von der Flugsicherung oft Informationen über bevorstehende Turbulenzen und können sie in den meisten Fällen umgehen. Wenn das nicht möglich ist, reduzieren wir die Geschwindigkeit und passen uns den Bedingungen an. Wichtig ist, ruhig zu bleiben und sich immer anzuschnallen, um sicher durch die Turbulenzen zu kommen."

Frage: Was möchten Sie Passagieren mit auf den Weg geben, die das Fliegen als stressig oder beängstigend empfinden?

Markus S.:

„Ich möchte jedem Passagier sagen, dass das Fliegen eines der sichersten Dinge ist, die man tun kann. Die Luftfahrtbranche ist so gut reguliert und überwacht wie kaum eine andere. Jeder Flug, den du betrittst, wird von hochqualifizierten Profis durchgeführt, und jedes Flugzeug durchläuft strenge Kontrollen.

Versuche, das Fliegen als Teil deines Reiseabenteuers zu sehen. Es ist eine Möglichkeit, neue Orte zu entdecken und deinen Horizont zu erweitern. Wenn du Flugangst hast, mache dir bewusst, dass du nicht allein bist – viele Menschen haben diese Angst, aber es gibt effektive Wege, sie zu überwinden. Manchmal reicht es schon, mit einem Crewmitglied zu sprechen und sich zu informieren. Wissen nimmt oft den größten Teil der Angst."

Dieses Interview bietet einen wertvollen Einblick in den Alltag eines Piloten und zeigt, dass Vertrauen in die Luftfahrt und die richtige mentale Vorbereitung helfen können, Flugangst zu überwinden. Piloten wie Markus S. haben viele Jahre Erfahrung und sind bestens darauf vorbereitet, jede Situation sicher zu meistern – was Passagieren ein Gefühl der Sicherheit und Beruhigung geben sollte.

NACHWORT

Abschließende Gedanken und Ermutigung für zukünftige Flüge

Du hast es geschafft – du hast all die Gründe durchgelesen, warum du keine Angst vorm Fliegen haben musst. Dieses Buch war nicht nur dazu gedacht, dir Wissen zu vermitteln, sondern vor allem, dir Mut zu machen, das Fliegen mit anderen Augen zu sehen. Fliegen ist mehr als nur eine Methode, von A nach B zu gelangen. Es ist eine Tür, die uns zu neuen Orten, Erlebnissen und Menschen führt. Es ist die Brücke, die uns in die Welt hinausführt und unseren Horizont erweitert.

Wer unter Flugangst leidet, weiß, wie lähmend und einschränkend diese Angst sein kann. Sie kann uns davon abhalten, wunderschöne Reiseziele zu entdecken oder unvergessliche Erfahrungen zu machen. Aber wie die vielen Geschichten und Fakten in diesem Buch gezeigt haben, ist Flugangst überwindbar. Mit dem richtigen Wissen, den passenden Techniken und einer positiven Einstellung kannst du lernen, das Fliegen nicht nur angstfrei, sondern sogar mit einem Gefühl der Freude zu erleben.

Angst entsteht oft aus dem Unbekannten. Wenn wir nicht verstehen, was vor sich geht oder warum bestimmte Dinge passieren, neigen wir dazu, uns Sorgen zu machen. Genau an diesem Punkt setzt dieses Buch an: Es gibt dir die Informationen, die du brauchst, um die Abläufe und die Technik des Fliegens zu verstehen. Das Wissen, wie sicher das Fliegen wirklich ist, wird dir helfen, diese Angst zu verkleinern. Jedes Kapitel war darauf ausgelegt, dir Stück für Stück die Angst zu nehmen und dir zu zeigen, dass du dich in sicheren Händen befindest – bei einer bestens ausgebildeten Crew, in einem der sichersten Verkehrsmittel, die es gibt.

Vielleicht hast du am Ende dieses Buches das Gefühl, dass du immer noch nicht bereit bist, deine nächste Flugreise voller Freude anzutreten. Das ist völlig in Ordnung. Angst verschwindet nicht über Nacht, und Veränderungen passieren selten plötzlich. Aber der erste Schritt ist bereits getan: Du hast dich mit deiner Angst auseinandergesetzt, du hast dich informiert und bist jetzt besser darauf vorbereitet, dieser Angst entgegenzutreten. Mit jedem Flug, den du machst, wird dein Vertrauen wachsen, und du wirst merken, wie deine Angst nachlässt. Es mag kleine Schritte erfordern, aber irgendwann wirst du diese Freiheit des Fliegens voll und ganz genießen können.

Denke an die vielen positiven Erlebnisse, die auf dich warten. Die Welt ist voll von atemberaubenden Orten, faszinierenden Kulturen und Menschen, die dir etwas Neues beibringen können. Jede Flugreise bringt dich näher an diese wunderbaren Erfahrungen heran. Ob es die Aufregung ist, eine neue Stadt zu erkunden, oder die Freude, Freunde und Familie wiederzusehen, die du lange nicht gesehen hast – all das liegt nur einen Flug entfernt. Lass dich von dieser Vorfreude motivieren. Selbst wenn du noch mit Flugangst zu kämpfen hast, erinnere dich daran: Fliegen ist sicher, und du bist stärker, als du vielleicht glaubst.

Es kann auch hilfreich sein, an die Fortschritte zu denken, die du bereits gemacht hast. Vielleicht hattest du schon kleine Erfolge, sei es durch die Anwendung von Entspannungstechniken, durch das Wissen über die Sicherheit des Fliegens oder durch die Überwindung eines besonders ängstlichen Moments während eines Fluges. Diese kleinen Schritte sind genauso wichtig wie die großen.

Sie zeigen dir, dass du auf dem richtigen Weg bist und dass du die Kontrolle über deine Angst zurückgewinnen kannst.

Erlaube dir auch, stolz auf das zu sein, was du erreicht hast. Flugangst zu überwinden ist keine leichte Aufgabe, aber mit jedem kleinen Erfolg gewinnst du an Selbstvertrauen und Gelassenheit. Es ist kein Wettrennen, sondern ein Prozess, den du in deinem eigenen Tempo durchlaufen kannst. Jeder Flug, den du bewältigst, ist ein weiterer Beweis dafür, dass du die Kontrolle hast und dass du die Welt entdecken kannst, ohne von deiner Angst eingeschränkt zu werden.

Eines der wichtigsten Dinge, die du aus diesem Buch mitnehmen solltest, ist die Erkenntnis, dass du nicht allein bist. Flugangst betrifft viele Menschen, und die Geschichten in diesem Buch haben gezeigt, dass diese Angst überwunden werden kann. Menschen aus allen Lebensbereichen haben gelernt, ihre Angst zu bewältigen, und du kannst das auch. Du bist nicht allein auf dieser Reise, und es gibt viele Hilfsmittel und Techniken, die dir auf dem Weg helfen können.

In diesem Sinne wünsche ich dir für deine zukünftigen Flüge allzeit einen entspannten, angenehmen Flug und viele wundervolle Reiseerlebnisse. Die Welt wartet auf dich, und das Flugzeug ist das Mittel, das dir hilft, sie zu entdecken. Bleib neugierig, bleib offen und denke daran, dass jeder Flug dich näher zu den Abenteuern und den Menschen bringt, die dir wichtig sind.

Fliegen ist nicht nur sicher – es ist auch eine Möglichkeit, die Freiheit zu erleben, die unsere moderne Welt bietet. Also schnalle dich an, lehne dich zurück und genieße die Reise, nicht nur im physischen Sinne, sondern auch im emotionalen. Denn mit jedem Flug kommst du deiner angstfreien Flugerfahrung ein Stück näher.

Gute Reise!

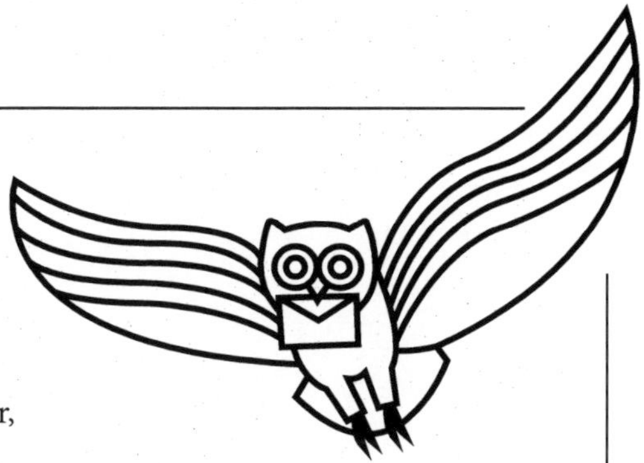

Liebe Leserin, lieber Leser,

hat Ihnen dieses Buch gefallen?
Ihr Feedback, Ihre Anregungen und Ihre Kritik bedeuten uns viel, denn sie helfen uns, unsere Bücher kontinuierlich zu verbessern.

Die Meinung und Zufriedenheit unserer geschätzten Leserinnen und Leser stehen im Mittelpunkt unseres Schaffens. Ihre Gedanken sind uns wichtig.

Zögern Sie daher nicht, uns zu kontaktieren und Ihre Gedanken mit uns zu teilen. Senden Sie uns einfach eine E-Mail an:
feedback@eulogiaverlag.de

Besuchen Sie auch gern unsere Verlagsseite und entdecken Sie weitere spannende Bücher unter:
www.eulogiaverlag.de

Wir sind gespannt auf Ihre Nachricht und freuen uns darauf, von Ihnen zu hören!

Herzlichst
Ihr **Eulogia Verlag**

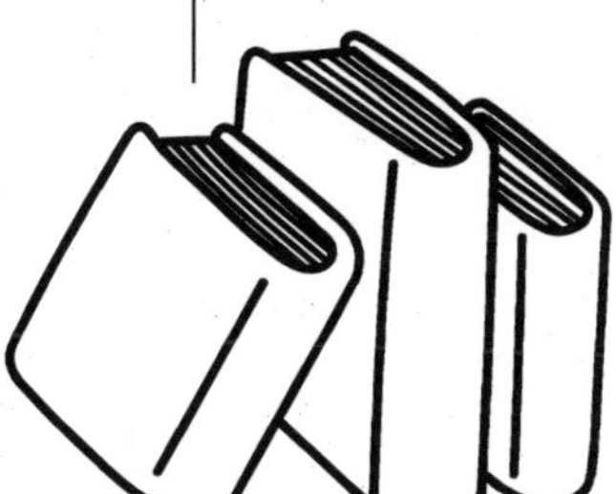